Die Behandlung der Diphtherie mit Cyanquecksilber

Eine Studie zur Organtherapie

von

Dr. Hugo Schulz

Geh. Med.-Rat, o. ö. Professor der Arzneimittellehre
Direktor des pharmakologischen Instituts
der Universität Greifswald

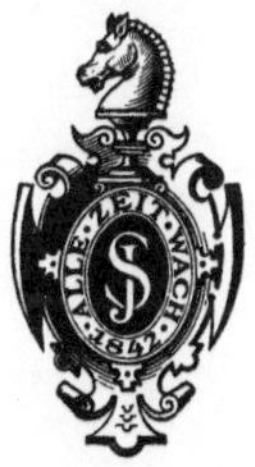

Springer-Verlag Berlin Heidelberg GmbH
1914

ISBN 978-3-662-24230-8 ISBN 978-3-662-26343-3 (eBook)
DOI 10.1007/978-3-662-26343-3

Ursprünglich erschienen bei Julius Springer in Berlin 1914.

Vorwort.

Wenn der ärztlichen Praxis bei ihrem schweren Ringen um das Leben der ihr anvertrauten und vertrauenden Patienten speziell bei der Therapie der Diphtherie aus dem hier Niedergeschriebenen eine weitere Hilfe erwachsen, wenn es auch fernerhin gelingen sollte, das schon früher erprobte Cyanquecksilber als zuverlässige Waffe gegen die Mörderin Diphtherie zu bestätigen und mit ihr die Zahlen der Todesfälle noch weiter herabzudrücken, dann ist der Wunsch erfüllt, der mir Veranlassung wurde zum Schreiben: Auch vom Standpunkte des theoretisch arbeitenden Pharmakologen aus nach besten Kräften zu helfen im Kampfe gegen Krankheit und Leid.

Greifswald, im Januar 1914.

Hugo Schulz.

I.

Bis fast zum Ausgange des verflossenen Jahrhunderts stand die Therapie der Diphtherie des Rachens unter dem Einfluß zweier bestimmter Bestrebungen: Entfernen der diphtherischen Membranen und Vernichtung der die Krankheit erzeugenden Organismen. Löfflers Entdeckung des Diphtheriebazillus im Jahre 1884 und die durch diese Entdeckung gewonnene Vertiefung unseres Wissens gab offenbar derjenigen Richtung am meisten recht, die darauf ausging, die von der Diphtherie befallenen Teile mit solchen Mitteln zu behandeln, von denen zu hoffen stand, daß sie die Krankheitserreger direkt unschädlich machen würden. Den auf diese Desinfektionstherapie gesetzten Erwartungen ist der Erfolg leider versagt geblieben. Erst als zehn Jahre später v. Behring das Diphtherieheilserum darstellen und anwenden gelehrt hatte, ist eine entschiedene und nicht mehr in Frage zu stellende Wendung zum Besseren in der Behandlung der Diphtherie eingetreten.

Aber auch das Wirkungsgebiet des Heilserums hat seine bestimmten Grenzen. Da, wo es sich um die Form der sogenannten Mischinfektion bei der Diphtherie handelt, läßt es im Stich. Das v. Behringsche Serum wendet sich ja lediglich nur gegen das Gift, das von den eigentlichen Diphtheriebazillen erzeugt, den Körper des Kranken durchsetzt und gefährdet. Die Giftstoffe, die das Produkt der Lebenstätigkeit einer ganzen Anzahl andersartiger Organismen darstellen, die gemeinsam mit den Diphtheriebazillen auf der Schleimhaut wuchern können, bleiben unberührt, wenn sie dem Einfluß des Heilserums ausgesetzt werden. Es erübrigt sich, hier über die in solchen Fällen weiter notwendig werdenden therapeutischen Schritte zu reden. Der Zweck dieser Schrift ist der, auf eine Behandlungsart der Diphtherie aufmerksam zu machen, die auch in solchen Fällen noch aussichtsreich erscheint, wo die Heilkraft des Serums aus natürlichen Ursachen beschränkt sein muß.

Lange bevor man sich von dem eigentlichen Wesen der Diphtherie eine klare Vorstellung machen konnte, hat man versucht, auch mit dem bei so vielen Infektionskrankheiten immer wieder hervorgeholten Quecksilber gegen die diphtherischen Erkrankungen vorzugehen. So hat Gräfe schon bei diphtherischen Affektionen der Conjunctiva sich bemüht, durch Einreiben von grauer Salbe in die Schläfengegend den infektiösen Prozeß zum Stillstand zu bringen. Der frühere Kieler Kliniker Bartels ließ bei Rachendiphtherie ebenfalls graue Salbe einreiben, in manchen Fällen, wie Müller-Warneck[1]) berichtet, bis zu 60 Gramm in einem Tage. Dies Verfahren führte indessen wiederholt zu schweren Quecksilbervergiftungen. Damit verbot sich diese Therapie von selbst. Die Unsicherheit des Erfolges, die Gräfe und Bartels erfahren mußten, schwand auch dann nicht, als man dazu überging, statt auf einem Umwege die keimtötende Kraft des Quecksilbers direkt auszunutzen, indem man es unmittelbar mit der befallenen Rachenschleimhaut in Berührung brachte. Vielfach wurde feinst verteiltes Kalomel auf die diphtherischen Partien aufgestäubt. Auch die örtliche Anwendung hinlänglich verdünnter Sublimatlösungen wurde wiederholt herangezogen, besonders seitdem man deren desinfizierende Wirkung sicher hatte feststellen können. Ich selbst habe im Jahre 1883 noch subkutane Injektionen von Sublimat-Kochsalzlösungen empfohlen[2]). Der leitende Gedanke dabei war der, daß das nach der Injektion in irgendwelcher Verbindung auf der Rachenschleimhaut ausgeschiedene Quecksilber imstande sein müßte, die Erreger der Diphtherie zu vernichten. Wir standen damals eben alle unter dem Banne der Vorstellung, daß die Vernichtung der Krankheitserreger das einzige, wirklichen Erfolg in Aussicht stellende Ziel unserer Arbeit sein müßte. Außerdem konnte man dem damaligen Stande unseres Wissens entsprechend auch noch daran denken, daß das Quecksilber im Organismus selbst auf irgendwelche

---

[1]) Berl. klin. Wochenschr. 1878, Nr. 44, 45.

[2]) Zur Therapie der Diphtherie. Deutsche med. Wochenschr. 1884, Nr. 1, und: Ein Vorschlag zur Therapie der Diphtherie. Centralblatt f. klin. Med. 1883, Nr. 26.

Weise sich als Desinfiziens verhalten und auch so zur Erreichung des erwünschten Resultates beitragen möchte.

Auch diesen Gedankengängen hat die praktische Erfahrung den Erfolg versagt. Es gab kein rechtes Weiterkommen. Wohl erlebte man hier und da günstige Erfolge. Aber diese traten auch unter andersartiger Behandlung auf. Nur ein Quecksilberpräparat ist es gewesen, das nach den Berichten der Ärzte jener Epoche wirklich Zufriedenstellendes geleistet hat: das Cyanquecksilber.

Gegen seine Anwendung erhoben sich bald nachdem die ersten Mitteilungen darüber in der medizinischen Literatur erschienen waren, Bedenken, die nicht so ohne weiteres von der Hand zu weisen waren. Die einen sahen eine Gefahr in der Kombination des Quecksilbers mit dem Radikal der Blausäure, dem Cyan. Andere wieder hegten berechtigte Zweifel an der Wirksamkeit eines Mittels, das innerlich in so auffallend niedriger Dosis gegeben werden sollte. An irgendwelche örtlich desinfizierende Wirkung war dabei doch gar nicht zu denken. Zwar hatte man erfahren und gelernt, daß das Cyanquecksilber ein recht leistungsfähiges Mittel an die Hand gab, niederste organische Wesen zu vernichten. Das verstand sich aber doch nur unter der Bedingung, daß diese Wesen gründlich und ausgiebig mit dem Gift in Berührung gebracht wurden. Daß davon keine Rede sein konnte, wenn bei vorhandener Diphtherie des Rachens und seiner Nachbarschaft die Patienten etwa stündlich einen Teelöffel voll einer 0,01 prozentigen Lösung einfach verschluckten, lag auf der Hand. Dazu kam die Erfahrung, die man mit anderen Antisepticis wiederholt gemacht hatte, die der Art ihrer Anwendung entsprechend ganz anders hatten in die Aktion treten können. Sie hatten eben auch nicht sicher geholfen.

Allen diesen Zweifeln und Bedenken machte v. Behrings Entdeckung ein Ende. Man kann es wahrlich den Ärzten nicht verdenken, wenn sie angesichts der Resultate, die mit Hülfe des Serums zu erreichen waren und in der Tat erreicht wurden, anderen Mitteln und Wegen der arzneilichen Diphtherietherapie nur noch ein sehr begrenztes Interesse entgegenbrachten.

Immer wieder hat mich seit jener Zeit der Gedanke beschäftigt, ob nicht doch möglicherweise das Cyanquecksilber auf Grund besonderer Eigenschaften berufen sein könnte, unbeschadet der vollen Anerkennung der Serumwirkung, in der Therapie der Diphtherie einen Platz neben dem Heilserum sich zu erringen. Es ist doch auch in der Therapie kein Schaden, wenn man „zwei Eisen im Feuer" hat. Daß bei solchen Gedankengängen mit den Anschauungen gebrochen werden mußte, die ich selber einmal vertreten hatte, ergab sich von selbst. Die weiteren Studien über das Wesen der Arzneiwirkung haben schließlich mich dahin geleitet, die fundamentale Bedeutung der Organtherapie kennen zu lernen und für diese einzutreten. Wenn es sich bei den Erfolgen, die mit dem Cyanquecksilber gewonnen worden waren, wirklich um Organtherapie gehandelt hatte, speziell um den Zweig derselben, der bei der Behandlung von Infektionskrankheiten als „Nährbodentherapie" angesprochen werden kann, dann ergab sich für diese Art der Diphtheriebehandlung ein ganz neuer Gesichtspunkt. Sie konnte sich dann direkt den anderen Fällen von Organtherapie an die Seite stellen, durchaus gleichberechtigt mit der Behandlung von Typhus und Ruhr mit Quecksilber, von Cholera nostras mit Veratrin und von asiatischer Cholera mit Arsen[1]). Möglicherweise lag der eigentliche Wert der Anwendung gerade der Cyanverbindung des Quecksilbers eben in dieser Verbindung selbst und es galt nachzuforschen, ob auf diese Frage eine brauchbare Antwort zu gewinnen sein würde.

Ehe ich aber zur Beantwortung der Einzelheiten dieser Frage mich wende, will ich für diejenigen meiner Leser, denen der Begriff und das Wesen der Organtherapie möglicherweise weniger geläufig sein sollte, über dieselbe das Notwendige erörtern.

Zuerst öffentlich ausgesprochen habe ich die Bedeutung der Organtherapie speziell vom Standpunkte der Arzneibehandlung aus im Jahre 1887[2]). In der Folge habe ich dann wieder-

---

[1]) H. Schulz, Über die Behandlung der Cholera nostras mit Veratrin. Deutsche med. Wochenschr. 1885, Nr. 7. — Arsenigsaures Kupfer bei akuten Erkrankungen des Darmes. Ebenda, 1890, Nr. 18.

[2]) Zur Lehre von der Arzneiwirkung. Virchows Archiv, 1887, Bd. 108, S. 423. — Aufgabe und Ziel der modernen Therapie. Deutsche med. Wochenschr. 1890, Nr. 1—4. — Pharmakotherapie: Sonderabdruck aus dem Lehrbuch der allgemeinen Therapie von Eulenburg u. Samuel, 1898, Bd. I, S. 521.

holt noch Gelegenheit genommen, für sie in weiteren ärztlichen Kreisen um das Interesse zu werben, das sie verdient. Die Organtherapie, besonders die arzneiliche, bezweckt, Arzneikräfte so auszunutzen, daß mit ihrer Hilfe erkrankte Organe in gesteigertem Grade befähigt werden, aus sich selbst heraus den Heilungsprozeß durchzuführen. Da schließlich jede Heilung von dem erkrankten Organe oder Organismus selbst geleistet werden muß, so handelt es sich in jedem einzelnen Falle lediglich um die Frage, ob dazu die notwendigen Vorbedingungen vorhanden sind. Genügen sie für ihren Zweck nicht völlig, so ist es die Aufgabe der ärztlichen Kunst, nach Kräften nachzuhelfen. Dies kann auf viele Weise geschehen, also auch mit Arzneimitteln. Die ganz spezielle Auswertung der Arzneikräfte zum Zweck der Unterstützung des organischen Heilvorganges ist das, was ich in einer jetzt 30jährigen Tätigkeit als akademischer Lehrer stets als Organtherapie betont und vertreten habe.

Die Organtherapie hat nach diesem also nichts mit den gegebenen Falles notwendigen und unvermeidlichen Maßnahmen zu tun, die lediglich die Erfüllung eines bestimmten, symptomatischen Zweckes im Auge haben, wie etwa die Beseitigung oder Milderung von Schmerzen durch Narkotika, die Entleerung von Magen und Darm durch Emetica oder Purgantia und was sonst noch dahin gehören mag.

Als ich meine Anschauungen über den Wert der Organtherapie und ihre besondere Bedeutung für die intensive Anwendung der Arzneimittel zuerst öffentlich ausgesprochen hatte, habe ich, wie zu erwarten, Widerspruch gefunden. Ein bedeutender Kliniker hielt meine Vorschläge und Ideen für eine Utopie. Von anderer Seite her wurde ein anderes Verfahren beliebt, dieselben in Mißkredit zu bringen. Man bezeichnete die von mir angedeutete Richtung in der Ausnutzung der Pharmakodynamik rund und glatt als Homöopathie oder doch ihr sehr Nahestehendes.

Da ich bei verschiedenen Gelegenheiten, zuletzt noch in meinen „Vorlesungen über Wirkung und Anwendung der unorganischen Arzneistoffe“ [1]) meine Ansichten ausführlich dargetan habe, kann ich mich hier darauf beschränken, lediglich die

---

[1]) Leipzig 1907, Verlag von G. Thieme.

Organtherapie der Infektionskrankheiten eingehender zu behandeln.

Der große Denker Paracelsus hat die Vorgänge, die sich im Leben des Menschen abspielen, mit denen der Außenwelt verglichen, den menschlichen Organismus als Mikrokosmos dem Makrokosmos gegenübergestellt. Was Paracelsus geahnt hat, sehen wir heute mehr und mehr sich realisieren, dank der weitgehenden Ausbildung und Entwicklung unserer Forschungsmethoden. Was wir heute von der Entstehung, Weiterentwicklung und auch der Therapie der Infektionskrankheiten bereits wissen, kann in dieser Hinsicht geradezu als Paradigma bezeichnet werden. Wenn irgendwo, so tritt uns hier der Wert der biologischen Forschung klar und deutlich entgegen. Dieselben Vorgänge, die der aufmerksame Beobachter jederzeit in der belebten Außenwelt immer und immer wieder sich abspielen sieht, begegnen uns, mutatis mutandis gerade bei den Krankheitsformen mit besonderer Deutlichkeit, die auf Infektion durch organisierte Lebewesen zurückgeführt werden müssen. Ich will ein Beispiel anführen. Es ist eine zur Genüge bekannte Tatsache, daß für die normale Entwicklung bestimmter Pflanzen eine bestimmte Zusammensetzung und Beschaffenheit des Bodens unerläßliche Bedingung ist. Umgekehrt auch können wir aus der uns umgebenden Flora Schlüsse ziehen auf die Art des Terrains, auf dem sie sich entwickelt hat. Wir wissen, wenn wir eine in gutem Zustande vor uns sich ausbreitende Wiese betrachten, daß der Boden unter ihr weder aus weiter nichts wie Sand bestehen kann, noch auch in seinem Feuchtigkeitsgehalt ein bestimmtes Maß nicht überschreitet. Nur ein Boden von der richtigen Beschaffenheit gestattet den als Viehfutter in Betracht kommenden Grasarten sich qualitativ und quantitativ so zu entwickeln, wie es in der Absicht des Besitzers einer solchen Wiese liegt. Daß dabei der Wiesengrund als solcher auch noch die Samen vieler anderer Pflanzen in sich bergen kann, ist selbstverständlich. Er ist sicher, bakteriologisch gesprochen, alles andere wie steril. Und in der Tat sehen wir auch hier und da verstreut einmal irgend etwas anderes wachsen, wie nur Gras. Hier blüht ein Hahnenfuß, dort ein Löwenzahn, aber sie kommen für den Nutzungswert der Wiese weiter nicht in Betracht. Und alles, was sonst noch herauswachsen könnte aus den zahllosen Samen, die der Wind verstreut und die bei ihrem Fluge schließlich einmal auf dieser Wiese liegen geblieben sind, kommt nicht hoch. Die Bedingungen zur Entwicklung fehlen entweder ganz oder sind so ungenügend, daß die Samen kaum über das erste Auskeimen herauskommen können. Wir haben also, um es noch einmal kurz zusammenzufassen, völlig normale Verhältnisse vor uns. Jetzt wollen wir weiter den Fall annehmen, daß aus irgend einem Grunde eine Störung im normalen Wassergehalte des Wiesenbodens eintritt, also zum Beispiel durch behinderten Abfluß des Zuviels, das in Folge atmosphärischer Niederschläge auf die Wiese geraten ist und nicht allein durch die normal mögliche Verdunstung des Wassers beseitigt werden kann. Hat dieser Zustand einige Zeit angehalten, so bietet sich uns ein sehr verändertes Bild, wenn wir jetzt die Wiese überblicken. Gräser, die früher nicht da waren, sind aufgesproßt. Gräser, denen wir nur da in der Regel zu begegnen pflegen, wo der Boden moorig und sumpfig ist. Vom Standpunkte des normalen Verhaltens einer solchen Wiese aus betrachtet sind das alles pathologische Erscheinungen. Dauern sie fort, so schwindet das gute Weidegras mehr und mehr, die Wiese selbst wird für ihren eigentlichen Zweck immer weniger brauchbar. Und wenn alles so weiter bleibt, wie es ist, dann finden wir nach einer gewissen Zeit ein mehr oder weniger versumpftes, von sauren Gräsern und Binsen bestandenes Terrain da, wo einst eine gute Futterweide war. Für den Pflanzenfreund bietet sie allerdings in diesem Zustande ein wesentlich größeres Interesse, wie früher, aber der Besitzer denkt anders darüber. Und doch hat es sich in alle der Zeit um weiter garnichts gehandelt als darum, daß der Wassergehalt des Bodens unnormal geworden und geblieben ist. In seiner eigentlichen Zusammensetzung hat sich in der ersten Zeit gar nichts geändert. In der Folge erst treten die Wirkungen des Wassers auf das Verhältnis der den Boden bildenden Materialien unter einander langsam und allmählich zutage Wird nun rechtzeitig, das heißt, wenn das gute Gras noch in genügender Menge und Beschaffenheit vorhanden ist, dafür gesorgt, daß das Zuviel an Wasser in zweckentsprechender Weise dauernd entfernt wird, dann ändert sich das ganze Bild wieder. Seggen, Riedgräser, Binsen und alles, was sonst nicht dahin gehört, verschwinden langsam ganz von selbst. Sie finden keinen für sie passenden Nährboden mehr. Das gute Weidegras aber hat jetzt wieder die Möglichkeit, sich kräftig weiter zu entwickeln und endlich dauernd die Oberhand zu bekommen. Dann ist die Wiese wieder „gesund“. Ein Zuviel an Wasser, weiter nichts, hatte den ganzen Schaden angerichtet. Mit seiner Beseitigung ist der normale Zustand wieder erreicht worden.

Ich habe das gewählte Beispiel absichtlich etwas ausführlich behandelt. Es ließen sich ihm ähnliche noch mehr bringen, aber es mag damit sein Genüge haben. Wer sich nicht darauf beschränkt, die Lehre vom Leben nur im Laboratorium und in der Studierstube zu erforschen, für die uns umgebenden Erscheinungen und Vorgänge in der Außennatur ein offenes Auge sich bewahrt hat und Gelegenheit nimmt, sie zum Gegenstande seiner Gedanken und Überlegungen zu machen, wird mühelos weitere Parallelen zu unserem Beispiele finden.

Jetzt wollen wir vom Makrokosmos uns dem Mikrokosmos zuwenden. Wie liegt das Verhältnis beim menschlichen Organismus? Daß ein absolut normal ernährtes und in völligem, physiologischem Gleichgewicht stehendes Gewebe, also zum Beispiel eine Schleimhaut für die als Infektionserreger in Betracht kommenden Mikroorganismen keinen geeigneten Nährboden bildet, habe ich früher schon ausgesprochen.[1]) Die Entdeckungen der neueren Zeit haben diese Ansicht durchaus bestätigt. Heute wissen wir sicher, daß es Menschen gibt, die als sogenannte Infektionsträger durch das Leben gehen. Sie können Diphtheriebazillen auf der Rachenschleimhaut, Typhusbazillen im Darme beherbergen, ohne für sich selbst daraus einen Nachteil zu haben. Für ihre Mitmenschen, deren Organe in weniger günstigem Zustande sich befinden, bilden sie allerdings eine große Gefahr.

Nun sehen wir, um bei der Diphtherie stehen zu bleiben, daß unter Umständen schon eine leichte, für gewöhnlich bedeutungslose Angina Veranlassung zur Entwicklung einer schweren diphtherischen Erkrankung mit allen ihren Konsequenzen werden kann. Der Anfang derselben ist dabei doch so einfach. Es

[1]) Pharmakotherapie, S. 588.

handelt sich um weiter nichts, wie um eine Störung in der Zirkulation innerhalb der die Rachenschleimhaut und ihre Nachbarschaft versorgenden Gefäße. Eine leichte Anschwellung und vermehrte Röte der Schleimhaut ist das erste, was wir wahrnehmen können. Jede Störung dieser Art, mag sie zuerst auch noch so unbedeutend aussehen, birgt aber in sich eine Reihe von Momenten, die gefährlich werden können. Die nicht normal sich abspielende Versorgung des Gewebes mit Blut und die ungenügende Abfuhr der mit dem venösen Blute zu entfernenden Stoffwechselprodukte konkurrieren mit einander. Zur Aufrechterhaltung normalen Gewebslebens ist das eine so ungeeignet wie das andere. Ungenügende Sauerstoffzufuhr mit arteriellem Blut macht die völlige, physiologisch notwendige Oxydation der Gewebsbestandteile ungenügend. Neben normalen Ergebnissen des Stoffwechsels treten pathologische auf. Ihre Abfuhr mit dem venösen Blute ist beschränkt. Das Material bleibt liegen, häuft sich an und wird so an sich wieder zu einer weiteren Ursache, das normale Leben innerhalb seiner Nachbarschaft zu gefährden.

Die allgemeine Ernährungsstörung, welche unter den eben geschilderten Umständen sich entwickeln muß, hat weiter zur Folge, daß auch die Funktionen der einzelnen Gewebsbestandteile sich ändern müssen. Nur eine völlig normale Schleimdrüse ist im stande, ein physiologisch vollwertiges Produkt zu liefern. Nur ein durchaus normal ernährtes Epithel ist befähigt, seinen eigentlichen Aufgaben vollkommen gerecht zu werden, die sicher weiter gesteckt sind als nur dahin, daß das Epithel lediglich als Deckmaterial für das Darunterliegende zu dienen hat[1]). Aber es ist auch sicher, daß die Störungen, von denen hier die Rede ist, anfänglich so geringfügig ausgesprochen sein können, daß wir sie selbst mit den feinsten Mitteln nicht nachzuweisen vermögen und doch schon vollkommen genügen,

---

[1]) In seiner umfassenden und sehr lesenswerten Arbeit: „De physiologische en pathologische Beteekenis der Darmflora“, Leiden 1910, betont J. N. Voorhoeve ausdrücklich die Bedeutung völlig normalen Epithels für den Gehalt der die Darmwandung überziehenden Schleimschicht an Mikroorganismen. „Die Sterilisation des Schleimüberzuges im Darm wie auch an anderen Orten (Blase, Urethra, Vagina) ist eine spezifische Wirkung der lebenden Zelle“. S. 359.

einen für die richtige Entwicklung niederster Organismen durchaus geeigneten Nährboden zu liefern. Ist diese Bedingung erfüllt, dann können diese Lebewesen ihre typischen Gifte nach Herzenslust bilden. Der Eintritt dieser Giftstoffe in die Gewebe bedingt eine neue, schwere Schädigung und trägt sicher nicht dazu bei, dieselben in einen günstigeren Ernährungszustand zu versetzen und damit ihre Widerstandskraft gegen die drohende Gefahr zu vermehren. Im Gegenteil. Jetzt kommt, was kommen muß und was uns die Pathologie als die notwendige Folge jedes entzündlichen Vorganges kennen gelehrt hat, bei der die Infektion durch Mikroorganismen mit in Frage kommt, und der Krankheitsprozeß selbst sich ungestört weiter entwickeln kann.

Und jetzt bitte ich den Leser, mit dieser Schilderung der Entwicklung und des Fortganges einer Infektionskrankheit das Beispiel vergleichen zu wollen, das ich vorher aus dem Makrokosmos gewählt hatte. Dort die große zunehmende Herabsetzung des Nutzungswertes, hier die Gefährdung einer menschlichen Existenz. In beiden Fällen große Wirkungen hervorgehend aus kleinen Ursachen, hier wie dort bedingt durch weitgehende Veränderung des ursprünglich normalen Nährbodens.

Wie stellt sich nun unter diesen Verhältnissen die Aufgabe, die die Therapie zu erfüllen haben würde? Sicher ist der nächstliegende Gedanke der: Beseitigen und Unschädlichmachen der gefahrbringenden Mikroorganismen. Die Erfahrung hat es uns reichlich bewiesen, daß dieser Weg derjenige ist, der am wenigsten sicheren Erfolg verspricht. Bei den Versuchen, die Schädlinge zu treffen, geht es natürlicherweise ohne gleichzeitige Einwirkung des angewandten Mittels auf die Umgebung nicht ab. Weiter ist an die Resorption der benutzten antiseptischen Lösungen zu denken, die, wie leider auch die Erfahrung gezeigt hat, unter Umständen viel gefährlicher wurde, als das ursprüngliche Leiden, gegen das man sie mit mehr oder weniger Berechtigung, jedenfalls aber ohne vorhergehende Überlegung etwaiger Konsequenzen, angewandt hatte. Daß auf diesem Wege nichts Sicheres zu erzielen war, sagte ich schon. Viel aussichtsreicher erschien der Gedanke, die Widerstandsfähigkeit des erkrankten Organismus dadurch zu steigern, daß man ihn mit solchen Stoffen behandelte, die befähigt erschienen, entweder das in ihn eingedrungene Gift unmittelbar unschädlich zu machen oder aber die Reaktion gewisser Bestandteile des Organismus gegenüber der Wirkung des Giftes und der Tätigkeit seiner Erzeuger zu steigern. Es ist uns allen wohlbekannt, mit welchem Riesenfleiß grade dies Gebiet der Therapie der Infektionskrankheiten in den letzten 30 Jahren bearbeitet worden ist. Und wir haben es erfahren können, daß die Therapie bestimmter Infektionskrankheiten seitdem einen Aufschwung genommen hat, der sicher nur mit Freude zu begrüßen ist.

Es bleibt aber noch eine weitere Möglichkeit zur Behandlung solcher Krankheiten übrig, die wohl berufen erscheint, mit den eben genannten Bestrebungen vereint gegen die Gefahr vorzugehen. Ich meine die unmittelbare, organtherapeutische Behandlung des Nährbodens der Infektion mit Hilfe geeigneter Arzneistoffe. Und ich will versuchen, auch bei dieser Gelegenheit wieder zu beweisen, daß dieser Weg der Therapie sehr wohl zu begehen ist und erfolgreich sein muß.

Existiert überhaupt ein Weg, die gesamte Ernährung und damit folgerichtig die ganzen Lebensbedingungen eines erkrankten Gewebes oder Organes arzneilich so zu beeinflussen, daß weiter nichts erreicht wird, wie der Zustand normalen physiologischen Gleichgewichtes? Mit anderen Worten: Können wir arzneilich bei einer Infektionskrankheit das erreichen, was als natürlicher Heilungsprozeß eigentlich von selbst geschehen müßte, aber aus irgend welchen Gründen ohne hinzutretende Hilfe nicht zustande kommen kann?

Um diese Frage zur Genüge beantworten zu können ist es notwendig, daß wir uns die Einzelvorgänge, die bei der Verwirklichung der eben genannten Absicht von Wichtigkeit sind, etwas eingehender überlegen.

Wenn ich ein Organ dem Einflusse eines Arzneistoffes unterwerfe, der überhaupt imstande ist, das Verhalten des Organes irgendwie zu verändern, so lasse ich damit auf das Organ und seine einzelnen Bestandteile einen Reiz einwirken. Alles was eine Veränderung im bisherigen Verhalten eines Organes erzeugt, ist ein Reiz, gleichviel ob das ändernde Moment von außen an das Organ und seine Zellen herantritt, oder von innen heraus durch den Lebensprozeß erzeugt wird. Leben und reizbar sein ist eins.

Um auch jetzt wieder bei einem konkreten Fall zu bleiben: Wir wissen, daß das Quecksilber auf die Schleimhaut des Rachens einen sehr intensiven Reiz auszuüben vermag, der mit den Störungen im Verhalten der Speicheldrüsen und der Zähne sowie dem Auftreten von Entzündung mit Geschwürbildung der Schleimhaut selbst zusammen das Bild der Stomatitis mercurialis liefert. Diese Stomatitis kommt zu stande, gleichviel auf welchem Wege das Quecksilber in den Körper gelangte. Sie ist also nicht als Ausdruck irgend einer unmittelbaren Ätzwirkung anzusprechen, sondern das Ergebnis eines spezifischen Reizes, den das mit dem Blute in die Mundschleimhaut gelangende Metall auf deren einzelne Bestandteile ausgeübt hat. Es handelt sich um einen glatt organischen Vorgang mit dem Resultate einer Veränderung in den Lebensbedingungen eines bestimmten Gewebes, dessen Folgen sich wohl in ihrer Gesamtheit und allgemein, aber nicht im einzelnen für jeden Fall von vornherein bestimmen lassen. Gegebenen Falles können Bedingungen geschaffen sein und aus diesen ein Krankheitsbild hervorgehen, das einer Infektionskrankheit sehr ähnlich sehen kann. Vor nicht gar langer Zeit hat O. Schlegel[1]) einen sehr interessanten, hierhin gehörenden Fall veröffentlicht. Es handelte sich um eine schwere Sublimatvergiftung in selbstmörderischer Absicht. Von dieser letzteren war den behandelnden Ärzten zunächst nichts bekannt. Die Diagnose wurde auf Rachendiphtherie mit gleichzeitiger Gastroenteritis gestellt. Dementsprechend wurde die Diphtherietherapie mit Serum sofort eingeleitet und fortgesetzt, als es sich ergeben hatte, daß sowohl im ersten Ausstrichpräparat von dem diphtherischen Belege des Rachens wie auch in der Kultur polkörnchentragende Stäbchen gefunden worden waren. Kurz vor dem Tode erst erfuhr man, daß es sich höchstwahrscheinlich um einen Selbstmordversuch mit Sublimat handele. Die Sektion entsprach in ihren Ergebnissen dem, was man von den durch Quecksilber erzeugbaren Veränderungen an den verschiedenen Organen weiß, ob-

[1]) O. Schlegel. Ein Fall von Quecksilbervergiftung unter dem klinischen Bilde einer Rachendiphtherie und akuten Gastroenteritis. Inaug.-Diss. Greifswald, 1913.

wohl die chemische Untersuchung nur zu dem Resultate gelangt war, daß in der Leber und den Nieren wahrscheinlich Spuren von Quecksilber vorhanden waren.

Wie ist es erklärlich, daß eine Vergiftung mit Quecksilber ein Krankheitsbild liefern kann, das zur Verwechslung mit Diphtherie Veranlassung zu geben imstande ist? Wie kommt überhaupt auch an anderen Körperstellen Entsprechendes zuwege? Warum konnte Virchow es mit Recht betonen, daß an der Leiche bei der Sektion es nicht von vorneherein zu entscheiden sei, ob bei Lebzeiten eine schwere Dysenterie oder eine Sublimatvergiftung vorgelegen habe?

Wiederholt schon habe ich früher es betont, daß die Reaktionsäußerungen jeglichen Gewebes, jeden Organes auf irgend welchen Reiz, also auch den arzneilichen, stets dieselben sein müssen, wenn bei gleicher Intensität des Reizes dieselben Bestandteile des Organes getroffen werden. Reize ich den motorischen Nerven eines Muskels, so ist das Resultat entweder eine stärkere Kontraktion des Muskels, oder, falls der Reiz einen gewissen Grad der Intensität überschreitet, Lähmung desselben Muskels. Was für die Skelettmuskulatur gilt, gilt ebenso für die glatte Muskulatur, zum Beispiel der Gefäße. Reize ich eine Drüsenzelle, so muß das Ergebnis des Reizes eine Veränderung in Menge und Beschaffenheit des Drüsensekretes sein. Wirke ich nach irgend einer Richtung reizend auf den gesamten Stoffwechsel ein, so muß derselbe entweder intensiver oder schwächer werden. Ein Drittes ist nicht denkbar, vorausgesetzt, daß nicht etwa unter bestimmten Verhältnissen zwischen Reizintensität und Widerstandsfähigkeit der gereizten Teile ein Gleichgewicht besteht. Darauf kommt es aber für uns jetzt nicht an. Es gilt, Das festzuhalten und Damit zu rechnen: Jedes Organ, jeder Organismus kann immer nur so auf irgend welchen Reiz reagieren, wie ihm das vermöge seines gesamten anatomischen Aufbaues und seiner physiologischen Stellung möglich ist. Diese beiden Faktoren sind uns heute so weit bekannt, daß wir sie als vollgültige Werte in unsere Rechnung einstellen können. Die Folgen aber, die eine derartige Reizwirkung im weiteren für das gereizte Organ wie für die allgemeine Gesundheit und das Leben haben kann, können wir zwar aus der Erfahrung als voraussichtlich so oder so sich gestaltend vorherbestimmen, aber nicht mit Sicherheit ein für allemal festlegen. Am letzten Ende ist ein Schleimhautkatarrh so gut, wie ein anderer. Aber seine Konsequenzen richten sich im einzelnen Falle sehr nach der Bedeutung der Schleimhaut für die gesamte Lebenstätigkeit. Begleiterscheinungen und Folgen eines Katarrhs der Nasenschleimhaut sind wesentlich andere, wie die der gleichnamigen Affektion der Blasenschleimhaut. Die Uraffektion aber ist immer dieselbe, mag sie auch die verschiedensten Ursachen haben. Durchweg handelt es sich um eine von der Norm abweichende Veränderung in der Ernährung und damit in der ganzen Lebenstätigkeit des gereizten Gewebes oder Organes. Mit ihr können dann weiterhin Bedingungen geschaffen werden, die fördernd auf die Lebenstätigkeit niederster Organismen einwirken, welche entweder schon auf oder in dem erkrankten Organe vorhanden waren oder während des Krankheitszustandes dahin geraten sind. Hierin liegt der Schwerpunkt für unsere Anschauungen von der Bedeutung des „Nährbodens".

Die Erscheinung, daß Arzneistoffe und Krankheitserreger, auch nicht organisierte, Wirkungsbilder erzeugen, die eine große Ähnlichkeit untereinander haben können, ist altbekannt. Ihren Grund habe ich eben darzutun versucht. Es ist in dieser Tatsache auch gar nichts Absonderliches zu finden. Man braucht wahrlich nicht viel Überlegung dazu, zu dem Schlusse zu kommen, daß es eigentlich auch gar nicht anders sein kann.

Sehen wir nun weiter, wie bei einem vorher gesunden Menschen unter dem Einflusse eines bestimmten Arzneistoffes charakteristische Veränderungen im Verhalten irgendeines Organes sich heranbilden, so sind wir berechtigt zu dem Schlusse, daß irgendeine nähere Beziehung zwischen dem Arzneistoff und dem alterierten Organe bestehen muß. Diese Beziehung kann eine ganz direkte sein, beruhend auf unmittelbarer Einwirkung des Arzneistoffes auf die Elemente des Organes, sie kann sich aber gegebenen Falles auch von einer anderen Stelle aus erst entwickelt haben. Es wird dann unsere weitere Aufgabe sein, dieser anderen Stelle nachzuspüren, damit wir nicht den Fehler machen, eine Sekundärerscheinung als primäre anzusprechen.

Eine weitere Frage: Können wir, die Intensität der Reizwirkung als bekannt vorausgesetzt, im voraus bestimmen, wie sich die Reaktion des Organes auf den Reiz gestalten muß? Diese Frage können wir heute mit Ja beantworten. Der Erste, der das Gesetzmäßige in dieser Frage erkannte und weitschauend sie für alle Lebenserscheinungen in der gesamten Natur beantwortet hat, war der Greifswalder Psychiater Rudolf Arndt[1]). Sein von ihm als biologisches Grundgesetz formuliertes Gesetz lautet folgendermaßen:

Schwache Reize fachen die Lebenstätigkeit an, mittelstarke fördern sie, starke hemmen sie und stärkste heben sie auf. Aber durchaus individuell ist es, was sich als einen schwachen, einen mittelstarken, einen starken oder sogenannten stärksten Reiz wirksam zeigt.

War Arndts Gesetz richtig, dann mußte folgendes Experiment positiv ausfallen: Wenn ich organisierte Wesen, deren Lebenstätigkeit quantitativ meßbar zu bestimmen ist, mit einer Substanz behandelte, die nach unserem gewohnten Wissen sich diesen Wesen gegenüber als stärkster Reiz verhält, mit anderen Worten: sie vergiftet, so mußte das Produkt ihrer Lebenstätigkeit gleich Null werden. Lebende Hefezellen mit 0,1prozentiger Sublimatlösung behandelt, sterben ab, liefern aus einer Lösung von Traubenzucker keine Kohlensäure mehr. Wenn ich nun aus dem stärksten Reiz einen schwachen machte, mußte das Ergebnis so ausfallen, daß die Hefe mehr Kohlensäure lieferte als ohne Mitwirken des schwachen Reizes, weil nach Arndt dieser ja imstande sein soll, die Lebenstätigkeit anzufachen. Das Experiment[2]) fiel positiv aus. Verdünnte ich den Sublimatgehalt der die Hefe nährenden Zuckerlösung auf 1 : 700000, so stieg die Kohlensäureproduktion in der Tat über die Norm. Dem Sublimat entsprechend verhielten sich weiterhin Jod, Arsen, Brom, Chromsäure, Salizylsäure, Ameisensäure. Ähnliche Versuche sind in der Folge nicht nur an Hefezellen, sondern auch an anderen Lebewesen und Organbestandteilen von den verschiedensten Forschern mit demselben Ergebnis ausgeführt worden. Bei Pflanze und Tier läßt sich

[1]) Rudolf Arndt, Biologische Studien I. Greifswald 1892.

[2]) Über Hefegifte. Pflügers Archiv 1888, Bd. 42. Ein Apparat zur graphischen Darstellung von Gärungsvorgängen. Pflügers Archiv 1907, Bd. 120.

die Richtigkeit des biologischen Grundgesetzes erweisen. Auch unsere neuesten Errungenschaften, das Radium und das Mesothorium verhalten sich, wie vorauszusehen war, in dieser Hinsicht in ihrer Wirkung genau so, wenn lebende Wesen oder deren Organe den von ihnen ausgehenden Strahlenwirkungen ausgesetzt werden. Wir können also mit vollem Recht das Arndtsche Gesetz zur Basis unserer Überlegungen machen, wenn wir uns über das Verhalten von Organen unter dem Einflusse von Arzneireizen klar zu werden versuchen[1]).

Im Anschluß an jenes Gesetz habe ich dann gezeigt, daß für den Arzneireiz unter bestimmten Bedingungen noch etwas weiteres, für die Therapie Bedeutsames gilt: Kranke Organe reagieren auf denselben Reiz empfindlicher wie gesunde. Wir können also an kranken Organen Arzneireaktionen schon mit Arzneimengen auslösen, die für das Organ im gesunden Zustande noch irrelevant sind. Ich muß mich hier darauf beschränken, hinsichtlich der weiteren Entwicklung und Begründung dieser Anschauung auf meine früheren Veröffentlichungen hinzuweisen. Etwas aber folgt noch aus ihnen, was ich hier ausdrücklich betonen möchte, so selbstverständlich es auch ist. Ich kann mit einem Arzneimittel, selbst wenn es richtig gewählt wurde, ein Organ auch krank machen, wenn ich es im Übermaß anwende. Und dieses Krankwerden kann eventuell sehr so aussehen, wie das Leiden, gegen das ich die Arznei gebrauchte. Die Begründung dafür ergibt sich aus dem bisher Gesagten. Ein starker Reiz muß schädigen. Die Art der Schädigung ist eine durch das Organ selbst bedingte. Durchaus individuell ist es, sagt Arndt, was im einzelnen Falle als starker oder schwacher Reiz zu betrachten ist. Und was für ein gesundes Organ als schwacher Reiz sich verhält, kann dem kranken gegenüber sich schon gegenteilig gestalten.

Nach diesen Auseinandersetzungen will ich jetzt unmittelbar zu dem Punkt mich wenden, der speziell für die vorliegende Schrift in Frage kommt. Daß auf einer absolut gesunden Schleimhaut der Bazillus der Diphtherie die Bedingungen

---

[1]) Daß auch der Farbensinn des gesunden menschlichen Auges unter dem Einfluß bestimmter Arzneistoffe genau dem Arndtschen Gesetze folgt, habe ich vor kurzem noch nachweisen können. Pflügers Archiv 1913, Bd. 152, S. 478 und Bd. 154, S. 140.

nicht findet, die ihn zur Ursache schwerer Erkrankung seines Trägers machen, sahen wir schon. Es sind bestimmte Veränderungen in der Ernährung des Nährbodens, der Rachenschleimhaut, notwendig, um das Krankheitsbild der Diphtherie zur Entwicklung zu bringen. Können wir diesen Ernährungsstörungen entgegentreten?

Wie wir gesehen haben, sind schwache Reize befähigt, die Lebenstätigkeit der Organe zu fördern. Wie das im einzelnen Falle vor sich geht, ist schwer zu sagen, da uns der Mechanismus des Zellenlebens noch zu fremd ist. Also müssen wir uns an die Tatsache halten. Vom Quecksilber wissen wir, daß es unter Umständen als ein recht starker Reiz auf die Rachenschleimhaut wirken und deren Lebenstätigkeit dermaßen beeinträchtigen kann, daß pathologische Veränderungen in ihr notgedrungen sich entwickeln müssen. Es steht aber völlig in unserer Hand, dasselbe Quecksilber als schwachen, lebenfördernden Reiz anzuwenden, wenn uns das notwendig scheint. Wir müßten nur die Reizwirkung herabsetzen. Dies können wir dadurch einfach erreichen, daß wir die Menge des zur Wirkung kommenden Quecksilbers beschränken, die Dosirung vermindern. Und da es sich um eine erkrankte Schleimhaut handelt, deren Widerstandsfähigkeit auch dem Quecksilber gegenüber herabgesetzt ist, müssen wir diesen Punkt bei der Dosirung besonders berücksichtigen. Denn aus allem, was bisher gesagt worden ist, folgt mit zwingender Notwendigkeit, daß ein Zuviel an Quecksilberreiz für die Schleimhaut direkt gefährlich werden und eventuell einen Zustand an ihr erzeugen kann, der der Krankheit, gegen die wir gerade das Quecksilber brauchen wollen, bedenklich ähnlich sieht, aus Gründen, die ich vorher bereits als ebenso notwendig wie selbstverständlich auseinandergesetzt habe.

Es wird also der Gedanke verständlich sein, bei einer Erkrankung wie der Diphtherie einmal ein Quecksilberpräparat als Organheilmittel zu versuchen. Die Erfahrung hat gezeigt, daß man das bei anderen Affektionen der Mund- und Rachenschleimhaut mit Erfolg tun kann, wenn man innerlich Quecksilber in den gebräuchlichen Formen und Verbindungen anwendet. Aber gerade bei der Diphtherie erreicht man damit doch nicht das, was zu erreichen sein müßte. Also hat man einen anderen Weg versucht und in der Cyanverbindung des Quecksilbers etwas Brauchbares gefunden. Dann muß aber gerade in dieser Kombination etwas Besonderes stecken. Es muß das Cyan Eigenschaften haben, die es in die Lage setzen, als organischer Reiz auf die Rachenschleimhaut und ihre Nachbarschaft wirken zu können und hier, dem biologischen Grundgesetz entsprechend, in bestimmter Intensität wirkend, auch bestimmte Veränderungen auftreten zu lassen.

Damit ergibt sich nun für uns eine Anzahl von einzelnen Fragen, die jede für sich zu beantworten sein würde. Die erste würde die sein: Leistet das Cyanquecksilber wirklich etwas bei Diphtherie? Die Antwort würde sich aus der ärztlichen Erfahrung ergeben. Zweitens: Wirkt das Cyan auf die Rachenschleimhaut und ihre Nachbarschaft ein? Haben wir Belege für eine solche Einwirkung beim Menschen? Wenn ja, lassen sie sich eventuell auch experimentell an Tieren erzeugen? Für das Quecksilber dieselbe Frage zu erheben erübrigt sich, da sie als mit aller Sicherheit gelöst zu betrachten ist.

Der Reihenfolge der aufgestellten Fragen entsprechend, werde ich im folgenden so vorgehen, daß ich zunächst die Angaben bringe, die ich in der Literatur über die Behandlung von Diphtherie mit Cyanquecksilber auffinden konnte. Daran anschließend werde ich berichten, was über die Wirkung des Cyans auf die Rachenschleimhaut gesunder Menschen bekannt ist und wie weit diese Wirkung auf die Umgebung des Rachens sich erstreckt. Den Schluß werden Tierversuche machen, ausgeführt zu dem Zweck, auch auf diesem Wege Material für die Lösung unserer Fragen zu gewinnen.

II.

Zum ersten Male wurde das Cyanquecksilber innerlich gegen Diphtherie gegeben im Jahre 1864. Der 7jährige Sohn des Arztes von Villers[1]) war an Diphtherie erkrankt und, dem ganzen Zustand des Patienten entsprechend, aufgegeben. Abgesehen von den sonstigen Begleiterscheinungen der Krankheit zeigte sich zuletzt die ganze Schleimhaut des weichen Gaumens von einem graugrünen, schmierigen, übelriechenden Belag überzogen, unter dem alle Konturen untergegangen waren. In dieser verzweifelten Situation wurde von Villlers durch den zufällig anwesenden Arzt A. Beck darauf aufmerksam gemacht, daß er einmal in einer italienischen Zeitschrift einem Falle von Vergiftung durch Cyanquecksilber begegnet sei, wo bei den fünf an der Vergiftung zugrunde gegangenen Individuen gleichmäßig die nekrotische Zerstörung der Weichteile des Rachens und des Gaumens konstatiert worden war. Entsprechend seinen therapeutischen Anschauungen — beide, Beck und v. Villers waren Anhänger der homöopathischen Schule — schlug Beck seinem Kollegen vor, noch einen letzten Versuch mit Cyanquecksilber bei dem kleinen Patienten zu wagen. In einer Apotheke wurde demgemäß aus einer gesättigten Lösung von Cyanquecksilber eine sechste Zentesimalverdünnung hergestellt. Von dieser Lösung wurden 5 Tropfen mit einem gewöhnlichen Trinkglas voll frischen Wassers gemischt und von dieser Mischung dem Patienten alle zwei Stunden ein Teelöffel voll gegeben.

Gegen Abend, — die erste Dosis Cyanquecksilber war um die Mittagsstunde gereicht worden, — verfiel der Patient zum ersten Male seit mehreren Tagen wieder in ruhigen Schlaf, der mit wenigen kurzen Unterbrechungen die Nacht durchhielt. Bemerkt wurde in dieser Nacht, daß, wenn der Patient hustete,

[1]) Zeitschrift des Berl. Vereins homöopath. Ärzte, 1883, II., S. 351.

dies seltener auftrat, wie vorher, und daß der Husten sich mehr scharrend anstatt wie vorher bellend anhörte. Außerdem erschien die Respiration gleichmäßiger und geräuschloser. Als der Patient am frühen Morgen erwachte, gab er dem Bedürfnis nach Nahrung vernehmlichen Ausdruck, erhielt eine Portion Fleischbrühe und schlief dann wieder ein bis vormittags 10 Uhr. Bei der nach dem Erwachen vorgenommenen Inspektion der Mundhöhle zeigte sich ein sehr überraschender Befund. Die Umrisse des weichen Gaumens waren deutlich wieder zu erkennen, kleine. pseudomembranöse Reste hafteten der Schleimhaut noch an. Die sichtbare Schleimhaut war nur noch in kaum nennenswerter Weise gerötet und geschwellt. Der Belag auf der Zunge erschien transparent. die Hauttemperatur war normal. der Puls kräftig und von fast normaler Frequenz. Unter zunehmender Besserung des Allgemeinzustandes und dem Eintritt normaler Darm- und kopiöserer Harnentleerung war die bedrohliche Affektion nach drei Tagen völlig erloschen. Das Cyanquecksilber war in immer größeren Intervallen in dieser Zeit gegeben worden.

So erfreulich auch in diesem Falle der ganze Krankheitsverlauf unter der Cyanquecksilbertherapie sich entwickelt hatte, konnte doch die Wahrscheinlichkeit. daß es sich um irgendwelche andere Begründung des günstigen Ausgangs gehandelt haben möchte, nicht von der Hand gewiesen werden. Aber schon nach einer Woche hatte v. Villers Gelegenheit, das Cyanquecksilber von neuem zu versuchen. Ein dreijähriger, schlechtgenährter Knabe, unter den ungünstigsten hygienischen Bedingungen existierend, in einem feuchten Raum auf einem auf der Erde bereiteten, schmutzigen Lager untergebracht, war an Diphtherie erkrankt. Bei der ersten Inspektion fand v. Villers Tonsillen und Velum palatinum mit gelblich-weißen Pseudomembranen gruppenweise bedeckt, die Zunge dick mit ebenso gefärbtem Überzuge. Die beiderseitigen Unterkiefer- sowie einige Nackendrüsen waren stark infiltriert und gegen Druck empfindlich, die Hauttemperatur ungleich verteilt. der Puls klein und kaum zu zählen, der Kräfteverfall sehr stark ausgesprochen. Die Stimme des Patienten war rauh. Husten nicht vorhanden.

Es wurde sofort dieselbe Therapie eingeschlagen wie in dem ersten Falle. Nach drei zweistündlich verabfolgten Gaben trat Schlaf ein, der die Nacht hindurch anhielt. Nach dem Erwachen zeigte der Patient Eßlust. Bei der zweiten Besichtigung ließen sich nur noch wenige, zerstreute, pseudomembranöse Exsudatreste feststellen, die nach weiteren 24 Stunden völlig verschwunden waren. Auch hier war der Knabe nach drei Tagen wieder völlig gesund.

Im Anschluß an diese beiden Beobachtungen hatte v. Villers dann noch weitere, ausgiebige Gelegenheit, die neue Therapie zu erproben. In St. Petersburg, wo er damals weilte, herrschte eine weit ausgebreitete Epidemie von Diphtherie. v. Villers berichtet, daß er bei allen seinen Fällen, die mit Scharlach gepaarten nicht ausgenommen, durchweg guten Erfolg gesehen habe. Nachkrankheiten hat er nie beobachtet, die Ausdehnung des diphtherischen Prozesses auf die tieferen Luftwege nur in den Fällen, wo sie dem Beginn der Behandlung mit Cyanquecksilber schon vorangegangen war.

Im Jahre 1877 veröffentlichte A. Erichsen[1]) in der Petersburger medizinischen Wochenschrift die Ergebnisse, die er bei der Diphtheriebehandlung mit Cyanquecksiber erhalten hatte. Erichsen hat das Präparat bei Kindern vom 7. Monat ab wie auch bei Erwachsenen angewandt. Nach seinem Bericht begannen durchweg in verhältnismäßig kurzer Zeit die Membranen dünner zu werden, loser der Schleimhaut anzuhaften und ließen sich leichter von der Schleimhaut entfernen. In den Fällen, wo der Prozeß auf den Kehlkopf mit übergegangen war und die Anzeichen der Larynxstenose vorhanden waren, gab Erichsen innerlich Cyanquecksilber und applizierte äußerlich heiße Schwämme. Allerdings wandte Erichsen neben dieser Therapie auch noch ein bis zweimal des Tags Pinselungen der Rachenschleimhaut mit Jodtinktur an.

Erichsen hat im ganzen 25 Fälle von Diphtherie mit Cyanquecksilber behandelt. 3 davon endeten tödlich, der eine an Herzparalyse, der zweite durch allgemeine Sepsis, wahrscheinlich von einer eitrigen Parotitis ausgehend, der dritte durch Meningitis. Aber auch bei diesen drei Fällen war es Erichsen gelungen, den diphtherischen Prozeß in der Mundhöhle zum Schwinden zu bringen. Er gab das Cyanquecksilber

[1]) Petersburger med. Wochenschrift 1877, II., 14, S. 115. Ref. aus Schmidts Jahrbüchern.

zu 0,06 auf 180,0 Aqua destillata unter Zusatz von 15,0 Syrupus simplex, stündlich je nach dem Lebensalter $^1/_2$ bis 1 Teelöffel voll. Während der Nacht wurde diese Dosirung nur alle 2 Stunden gereicht. Erichsen betont noch besonders, daß namentlich bei Kindern bis zum 3. oder 4. Lebensjahre, bei denen die Prognose bei anderer Behandlung als mindestens zweifelhaft anzusehen sei, das Mittel sich gut bewährt habe.

Weniger günstig als Erichsen beurteilt L. Holst[1]) die Leistungsfähigkeit des Cyanquecksilbers. Seine Patienten waren alle älter als die von Erichsen, er konnte bei Anwendung des Cyanquecksilbers weder eine sichere Wirkung noch einen rascheren Verlauf der Krankheit feststellen, wohl aber beobachtete er ungünstige Nebenwirkungen des Präparates sowohl an der Mundschleimhaut wie auch Affektionen des Darmkanales. Er gab das Cyanquecksilber in wässeriger Lösung: 0,06 auf 150,0 Aqua destillata ohne weiteren Zusatz, zweistündlich einen Kinderlöffel voll. Außerdem ließ er den Rachen mit Kalkwasser ausspritzen und mit Karbolsäure bepinseln. Zudem gab er innerlich noch Chinin und Kali chloricum. Von den so behandelten 6 Fällen im Alter von 9 bis 17 Jahren genasen 5.

Auf einem Umwege gelangte dann weiter Annuschat[2]) im Jahre 1880 zur Behandlung der Rachendiphtherie mit Cyanquecksilber. Ein kleines Mädchen war an einem, von der Vagina ausgehenden, diphtherischen Geschwür erkrankt. Die Schleimhaut des Rachens wie auch der Kehlkopf boten nichts Pathologisches. Das Geschwür erstreckte sich nach dem rechten Schenkel hin, hatte eine Breite von etwa 8 cm und stark ödematös geschwellte Ränder. Ätzungen mit Argentum nitricum wie auch Umschläge mit Karbolsäure hatten nur den Erfolg, daß innerhalb von zwei Tagen unter dieser Behandlung das Geschwür auf das Doppelte des ursprünglichen Umfanges sich vergrößert hatte. Annuschat verordnete jetzt lediglich Umschläge von Kompressen mit kaltem Wasser und gab innerlich Cyanquecksilber, 0,1 auf 100,0 Aqua Menthae piperitae, stündlich einen Teelöffel voll. Nach 24 Stunden war das Geschwür nicht weiter vergrößert, die Steilheit der Ränder war ver-

[1]) E. Kormann, Berichte über die Behandlung der Diphtherie während der letzten 8 Jahre. Schmidts Jahrbücher 1881, Bd. 192, S. 287.

[2]) Berliner klin. Wochenschrift, 1880, XVII, S. 614.

schwunden und die Geschwürsoberfläche lag im Niveau der umgebenden Haut. In der Mitte wie auch an anderen, zerstreut liegenden Stellen war der weiße Belag verschwunden, an diesen Stellen wucherten kleine Granulationen hervor. Am Abend des folgenden Tages war der diphtherische Belag, soweit wahrzunehmen, ganz und gar verschwunden und überall gute Granulationsbildung sichtbar. Die Therapie mit Cyanquecksilber wurde nun abgebrochen und die weitere Heilung verlief regelmäßig.

Denselben Erfolg hatte Annuschat dann noch bei zwei weiteren Fällen von Vaginaldiphtherie ohne Beteiligung von Rachen und Kehlkopf.

In der Folge hat Annuschat dann im ganzen 120 Fälle von Rachendiphtherie mit Cyanquecksilber behandelt. Von den Patienten, alle aus der ländlichen Bevölkerung, war keiner unter einem Jahre alt, zwei über 15 Jahre. In allen Fällen wurde das Cyanquecksilber innerlich gegeben. Anfangs wurde auch noch örtlich mit Höllensteinlösung und Jodtinktur gepinselt, später beschränkte sich Annuschat darauf, Natrium benzoicum einblasen zu lassen. Außerdem wurden je nach Art des Falles Exzitantien, besonders Wein und Fleischbrühe gereicht. Von den 120 Fällen starben 14. — Im folgenden gebe ich den weiteren Bericht mit Annuschats eigenen Worten:

„Meistens schon nach 24 Stunden ließ sich ein Fortschreiten der Diphtherie nicht mehr konstatieren, die Membranen, vorher glänzend weiß, nahmen eine schmutzig graue Farbe an, lösten sich in den nächsten Tagen und wurden entweder ausgehustet oder, falls sie noch an einzelnen Stellen fest hafteten, der gelöste Teil behutsam mit der Schere abgetragen. Die diphtherischen Geschwüre verwandelten sich in einfache mit guten Granulationen. Mit dem Rückgang der lokalen Erscheinungen der Diphtherie schwanden gleichzeitig das Fieber, die Appetit- und Schlaflosigkeit.“

„Bei manchen wirkte Cyanquecksilber 0,1 auf 100,0 schon so günstig, daß innerhalb dreier Tage die ganze Krankheit erloschen war. Bei einer zweiten Reihe war die Wirkung eine langsamere, es dauerte 6—8 Tage, ehe die Membranen gänzlich verschwunden und die Diphtherie beseitigt war. Dies hing meistens von den mehr oder weniger starken lokalen Erscheinungen der Diphtherie im Rachen ab. Doch hatte ich auch einige Male zu beobachten Gelegenheit, daß eine Diphtherie, deren Membranen sich weithin im Rachen ausbreiteten, in einigen Tagen beseitigt war, während eine andere mit geringen lokalen Erscheinungen viel länger dem Quecksilber Widerstand leistete."

„Bei einer dritten Reihe endlich erwies sich die Lösung des Cyanquecksilbers im Verhältnis von 0,1 bis 0,2 auf 100,0 als unwirksam, die Diphtherie stand nach den ersten 24 Stunden nicht still, sondern schritt weiter fort, es mußte 0,3 bis 0,4 auf 100,0 Tag und Nacht stündlich ein Teelöffel voll angewendet werden, ehe die erwünschte Wirkung eintrat. Von Anfang an die größere Dosis anzuwenden ist nicht ratsam, da dieselbe leicht starkes Erbrechen erzeugt, was nicht der Fall ist, oder wenigstens schwerer eintritt, wenn mit kleinen Dosen angefangen wird."

„Als einen großen Vorteil der Anwendung von Cyanquecksilber hebe ich hervor, daß mit Ausnahme einer leichten Amblyopie bei einem anämischen Mädchen von 8 Jahren keine sekundäre Krankheit nach Beseitigung der Diphtherie eintrat."

Die Prognose ist besser, wenn die Behandlung früh einsetzt: „Von allen Kindern, bei denen sich erst einzelne kleine weiße Stellen auf dem Palatum molle zeigten oder bei denen nur eine oder beide Tonsillen oder nur die Uvula ergriffen waren, habe ich seit Anwendung des Cyanquecksilbers nicht ein einziges verloren."

Bei 7 Kindern, bei denen die Tonsillen, der weiche Gaumen, der Pharynx und — in zwei Fällen — auch die Nasenschleimhaut unter gleichzeitig starkem allgemeinem Verfall der Kräfte ergriffen waren, trat trotz der Behandlung mit Cyanquecksilber der Tod ein.

Weiter berichtet Annuschat: „Wertlos ist das Cyanquecksilber, sobald der Larynx ergriffen ist und eine insuffiziente Kompensation besteht. 3 Kinder bekam ich in diesem Stadium in Behandlung, es trat exitus letalis nach den ersten 24 Stunden ein, die Tracheotomie wurde nicht erlaubt. Dagegen sind 9, allerdings kräftige Kinder, bei denen der Larynx ergriffen, die Kompensationsstörung aber eine sehr geringe war, nach Anwendung von Cyanquecksilber wieder hergestellt worden."

Ein Kind starb, nachdem die Membranen im Rachen sich völlig gelöst hatten, an abundantem Nasenbluten. Das Kind verschluckte das Blut, was von den Eltern zu spät bemerkt wurde.

Ein Kind hatte unter Behandlung mit Cyanquecksilber eine Diphtherie überstanden, bekam nach 14 Tagen ein Rezidiv und starb, vielleicht weil Annuschat zu spät gerufen worden war. Um die wiederholt beobachteten Fälle von Rezidiven zu verhüten, ließ Annuschat das Cyanquecksilber in abnehmenden Dosen noch etwa 8 bis 14 Tage weiter nehmen.

„Bei Verabreichung von Cyanquecksilber 0,1 bis 0,2 auf 100,0 stellt sich mitunter Erbrechen ein, durch Verringerung der Dosis auf einige Stunden kann dasselbe leicht beseitigt werden."

„Übele Nachwirkungen des Quecksilbers auf den Gesundheitszustand der damit behandelten Kinder sind nicht zum Vorschein gekommen."

In einer ausführlichen Monographie hat dann weiter im Jahre 1884 C. G. Rothe seine Erfahrungen über die Behandlung der Diphtherie mit Cyanquecksilber veröffentlicht.[1]) Ich denke, es wird am zweckmäßigsten sein, wenn ich im folgenden den Verfasser der Monographie selbst reden lasse.

„Ein dreijähriges Mädchen, deren vierjähriges Brüderchen eben an Diphtherie gestorben war, lag gleichfalls nach 14 tägiger Erkrankung am Tode. Völlige Aphonie, stenotisches Atmen und hohes Fieber ließen stündlich das letale Ende erwarten. Ich gab nun stündlich einen Kaffeelöffel folgender Mixtur: Hydrarg. cyanati 0,01, Aqu. dest. 60,0, Tinct. Aconiti 1,0. Nach etwa 5—6 Dosen begann das Atmen feuchter zu werden, es wurde mit dem gleichfalls lockerer werdenden Husten viel zäher Schleim ausgestoßen und nach einer ruhigen Nacht war das ganze Krankheitsbild verändert. Das Kind genas mit anfangs mehrfach durchlöchertem Gaumensegel und lange anhaltender Taubheit infolge eitriger Entzündung des Mittelohres mit teilweiser Zerstörung des Trommelfells."

„Ich habe seitdem das Mittel in 98 sukzessiven Fällen, darunter sechs mit Scharlach kompliziert, angewendet, und der

[1]) Die Diphtherie, ihre Entstehung, Verhütung und Behandlung. Leipzig, A. Abel, 1884.

Erfolg schien insofern den apriorischen Erwartungen zu entsprechen, als eine in allen Fällen gleichmäßige Abkürzung des Verlaufes und eine Modifikation des lokalen Prozesses unverkennbar war."

„Von diesen 98 Fällen endeten die ersten 71 in Genesung. Im 72., einem dreijährigen Mädchen, wurde am vierten Tage, als der Schlund schon fast ganz rein war, plötzlich nach Inhalation von Kalkwasser der Larynx ergriffen, und das Kind starb am nächsten Morgen noch vor Entwicklung völliger Stenose. Dies war bis jetzt der einzige Fall, wo während der Behandlung der Übertritt in den Kehlkopf stattfand. Zwei weitere, tödlich verlaufende Fälle betrafen zwei Kinder von 2—3 Jahren, die schon mit beginnendem Croup etwa am vierten Tage der Erkrankung in Behandlung kamen. Bei dem ersten fand sich trotz mäßiger stenotischer Erscheinungen bei der Sektion die ganze Trachea und die Bronchien mit einer äußerst festen, dicken, mit der Pinzette nur in kleinen Stückchen entfernbaren, glänzend weißen Membran ausgekleidet, beim zweiten zeigte sich derselbe Befund nach der wegen heftiger Stenose vorgenommenen Tracheotomie. Diese drei Fälle, sowie ein Fall von „genuinem" Croup eines 5 jährigen Knaben, zu dem ich wenige Stunden vor dem Tode gerufen wurde, um noch die Tracheotomie zu versuchen, haben mich überzeugt, daß nach dem Ergriffensein des Kehlkopfes nicht mehr auf eine Wirkung des Mittels zu rechnen ist, daß es aber, je zeitiger es zur Anwendung kommt, desto sicherer den Übertritt in den Kehlkopf und damit den tödlichen Ausgang verhütet. Unter Ergriffensein des Kehlkopfes verstehe ich natürlich nicht die bloße Affektion der Stimmbänder mit Heiserkeit und bellendem Husten, sondern das rauhe, pfeifende, bis zur Dyspnoe sich steigernde Atmen. Ohne diese letzteren Zeichen kann tagelange völlige Aphonie mit croupösem Husten bestehen und doch Genesung erfolgen, was ich öfter erlebte."

„Die Darreichung des Mittels erfolgte womöglich sobald bei einem Kranken die leisesten Symptome von Angina, Schmerz beim Schlucken, Rötung oder Anschwellung sich zeigten und zwar während des Tages stündlich, in der Nacht nur bei spontanem Erwachen des Kranken, um die stets wohltätige Ruhe nicht zu stören. Es wurde in dieser Weise ununterbrochen fortgesetzt, bis der örtliche Prozeß entschiedene Abnahme zeigte. d. h. gewöhnlich bis zum 4. bis 6. Tage, von da an zweistündlich und noch seltener bis nach völliger Genesung, da in einem Falle. wo das Mittel vor dem völligen Verschwinden des Belags ausgesetzt wurde, derselbe in den nächsten Tagen wieder zu bedenklicher Ausdehnung anwuchs."

„Der Krankheitsverlauf war nun bei dieser Behandlungsweise in allen Fällen ein sehr gleichmäßiger und im wesentlichen folgender; War beim Beginn der Behandlung der membranöse Belag schon ausgebildet, so ließen die subjektiven Beschwerden gewöhnlich schon während der ersten 48 Stunden merkbar nach. Gleichzeitig oder in den nächsten Tagen ließ sich eine Verminderung der Anschwellung bemerken und die Membranen schienen sich zu erweichen, oft aufzulockeren, ohne sich in Fetzen abzustoßen, so daß die Teile wie mit zähem, fest adhärierendem Seifenschaume überzogen aussehen. Im Verlauf von 2—5 Tagen nahmen sie dann an Dicke ab, wurden durchscheinend, während ihr Umfang gleichzeitig von den Rändern her sich verkürzte, bis endlich die normal durchscheinende Schleimhaut nur noch wie mit dünnem Reif oder Spinnegewebe überzogen erschien. — Dieser Prozeß vollzog sich durchschnittlich bis spätestens zum 7. oder 8. Tage unter Nachlaß des Fiebers, der häufig schon in den ersten 2—3 Tagen vollständig eintrat. Als besonders bemerkenswert hebe ich hervor, daß ich nur einmal ein Hinabsteigen des diphtherischen Prozesses in die Luftwege nach begonnener Behandlung beobachtete."

„In mehreren Fällen, die in dem frühesten Stadium der Erkrankung, vor Vollendung der Exsudation zur Behandlung gelangten, kam es kaum zur Ausbildung einer eigentlichen Membran, sondern nur zu dem reif- oder spinnewebartigen Überzug der Mandeln, des Gaumensegels und der Uvula, als charakteristisches Zeichen der Diphtherie, d. h. der Prozeß breitete sich zwar auf der Fläche, aber nicht in die Tiefe aus."

„Die Dauer der Krankheit bis zum Verschwinden des Belages betrug 3 bis 12 Tage, bis zur völligen Rekonvaleszenz 6 bis 16, in einem Falle 21 Tage. Die Membran stieß sich nur zuweilen in großen, zusammenhängenden Fetzen ab, meist aber in Form eines feinen im Schleim suspendierten Detritus.

Nur an der hinteren Pharynxwand und am Zäpfchen reproduzierten sich oft mehrmals kleine, mit dem Pinsel schwer abwischbare Membraninseln, unter denen die Schleimhaut des Epithels beraubt war. Die übrige, unter dem ‚verseiften' Exsudate zum Vorschein kommende Schleimhaut war dagegen intakt. Am längsten pflegten sich die kleinen Reste des Belags in den Winkeln der Uvula und an der Spitze derselben zu halten, wo auch die Membran sich gewöhnlich am stärksten ausbildete, so daß die Uvula aussah, als sei sie bis zur Hälfte in Zuckerguß getaucht gewesen. Das Mittel wurde stets fort gegeben, bis auch diese Reste verschwunden waren. Nie habe ich wieder jene anfangs blaurote, dann mit messerrückendicker Membran bekleidete Anschwellung und kolossale Verlängerung der Uvula gesehen, die mich früher oft als einer der schlimmsten Vorboten des Absteigens in den Larynx erschreckte."

„Albuminurie wurde in 10 Fällen, Lähmung des Gaumensegels während der Rekonvaleszenz auftretend, einmal beobachtet. Trotzdem die Arznei zuweilen 6 bis 8 Tage stündlich gegeben wurde, ist nur einmal ein merkurielles Geschwür am rechten Zungenrande eines 15jährigen Mädchens zum Vorschein gekommen, das nach einer Woche heilte."

In einer Anmerkung bemerkt Rothe weiterhin, daß bei einigen Kranken nach den ersten Gaben der Cyanquecksilberlösung, die er, wie es scheint später zu 0,01 bis 0,015 Quecksilbercyanid auf 120,0 Aqua destillata gegeben hat, Brechreiz eintreten kann, der nach der fünften oder sechsten Dosis wieder verschwindet.

Absichtlich habe ich die Rotheschen Angaben hier in extenso mitgeteilt. Sie geben ein reichliches Material von Beobachtungen und es geht aus ihnen mit großer Deutlichkeit und Anschaulichkeit hervor, wie der Krankheitsverlauf sich unter dem Einflusse des Cyanquecksilbers verhält. Ich will auch noch zum Schluß Rothe selber sprechen lassen, da, wo es sich um die allgemeine Beurteilung seiner Fälle handelt. Er sagt:

„Man kann einwenden, daß es sich hier um eine kleine Reihe leichter Fälle handelte, die auch bei anderer Behandlung ebenso günstig verlaufen sein würden. Ich bestreite das letztere nicht, bemerke aber, daß diagnostisch alle Fälle ausgeschlossen wurden, bei denen eine Belagsbildung nicht stattfand, daß ferner in einem ansehnlichen Teil der Fälle die Krankheit mit sehr heftigen und mehrere Tage anhaltenden Allgemeinerscheinungen begann, und der Belag sich oft flächenartig über alle Teile des Schlundes ausbreitete, und in einigen die Albuminurie und die längere Zeit nachhaltende Hinfälligkeit kaum einen Zweifel an der Intensität der Erkrankung zuließen, abgesehen davon, daß eine ununterbrochene Reihe leichter Fälle sonst nicht leicht vorkam und auch während dieser Periode die amtlichen Totenlisten fast wöchentlich Sterbefälle an Diphtherie berichteten. Und gerade die Uniformität des Verlaufes in allen diesen Fällen ist es, die mir auffallend genug schien, um das Spiel eines bloßen Zufalles auszuschließen."

Die 21 in der Greifswalder medizinischen Klinik mit Cyanquecksilber behandelten Fälle von Diphtherie, über die O. Manke[1]) berichtet hat, lassen sich für unsere spezielle Frage nur schwer verwerten, weil bei ihnen gleichzeitig auch Inhalationen von Brom und Bepinselung der Rachenschleimhaut mit Kalomel in Betracht kommen. Ausdrücklich ist aber auch in der Arbeit von Manke darauf hingewiesen, daß irgendwelche sogenannte Nebenwirkungen bei der Behandlung mit Cyanquecksilber nicht vorgekommen, insbesondere Salivation oder merkurielle Geschwüre in keinem Falle bemerkt worden sind.

Ebenfalls in ausführlicher Monographie berichtet im Jahre 1886 der schwedische Arzt Hjalmar Selldén[2]) über seine Erfahrungen mit Cyanquecksilber bei Diphtherie. Er hat nur solche Fälle veröffentlicht, die sicher als Diphtherie anzusprechen waren. Als diagnostische Belege für die Annahme einer wirklichen Diphtherie stellt er zunächst die vier Kardinalsymptome: Angina, diphtherischer Belag, Schwellung der Submaxillares und Foetor ex ore auf. Dazu kommen: Fieber, allgemeines Übelbefinden, Rückenschmerzen, Schwere in den Gliedern, schwacher, unregelmäßiger Puls und gegebenen Falles

---

[1]) O. Manke, Behandlung der Diphtherie mit Cyanquecksilber. Diss. Greifswald 1884.

[2]) H. Selldén. Om Difterins behandling med Quicksilfvercyanid. Stockholm 1886.

noch Albuminurie. Alle derartigen Fälle, im ganzen 156 wurden in folgender Weise behandelt. Innerlich: Cyanquecksilber 0,02, Tinctura Aconiti 2,0, Honig 50,0, Aqua destillata 150,0. Davon stündlich einen Teelöffel voll, Tag und Nacht, und in besonders schweren Fällen noch öfter, für Erwachsene, bei Kindern die Hälfte. Außerdem ließ Selldén noch gurgeln mit einer Lösung von Cyanquecksilber in Pfeffermünzwasser im Verhältnis von 0,01 : 100,0. Von den 156 Fällen starben 4, von denen 3 erst kurz vor dem Ende mit Cyanquecksilber behandelt werden konnten. Von jedem sonstigen örtlichen Eingriff wurde durchweg Abstand genommen. Bis zu dem Zeitpunkte, wo die Behandlung der Diphtherie mit Cyanquecksilber einsetzte, hatte Selldén unter Anwendung der bis dahin gebräuchlichen Arzneitherapie jeden zweiten oder dritten Fall verloren.

Der Zusatz von Aconittinktur zu der Lösung des Cyanquecksilbers stammt, wie leicht ersichtlich, von Rothe her. Für die Wirkung des Quecksilberpräparates kommt er weiter nicht in Betracht. Rothe fügte die Aconittinktur bei „teils wegen ihrer antifebrilen, die Pulsfrequenz herabsetzenden, teils wegen ihrer spezifischen beruhigenden Wirkung bei Anginen".

Daß das Cyanquecksilber auch dann leistungsfähig sich erweist, wenn es subkutan einverleibt wird, geht aus der allerdings etwas sehr allgemein gehaltenen Abhandlung von A. Neuschaefer[1]) hervor. Er injizierte 0,01 bis 0,001 prozentige wässerige Lösungen und berichtet, daß ihm von 132 bzw. 136 Fällen nur 3 gestorben sind.

Die letzte Angabe in der Literatur über die Verwendung von Cyanquecksilber bei Diphtherie, die ich habe auffinden können, ist die von F. Lueddeckens[2]). Auch hier ist das Resultat der Behandlung ein recht gutes. Allerdings hat Lueddeckens neben der internen Anwendung einer Lösung von Cyanquecksilber in Wasser, meist im Verhältnis von 0,01 : 100,0, auch noch weitere Maßnahmen getroffen, wie Be-

[1]) A. Neuschaefer, Diphtheritis durch ihr spezifisches Mittel, Mercurius cyanatus, sicher und leicht hypodermatisch heilbar. Frankfurt a. M. 1894.

[2]) F. Lueddeckens, Über Hydrargyrum cyanatum bei Diphtherie. Therap. Monatshefte 1896, X. S. 585.

pinselungen mit Eisenchloridlösung, Gurgeln mit chlorsaurem Kali und dergleichen.

Die zweite Frage: Wie wirkt das Cyan auf die oberen Respirationswege des gesunden Menschen ein? wäre jetzt zu beantworten. Soweit mir bekannt, ist dies Thema in der neueren Zeit nicht bearbeitet worden. Da die nicht toxischen Wirkungen des Cyans in seiner Verbindung als Blausäure bisher überhaupt wenig zum Gegenstande der Forschung gemacht wurden, glaube ich in der Folge gerade zu ihrer näheren Kenntnis einen Beitrag bringen zu können.

Als es im Jahre 1782 dem Apotheker und Chemiker Scheele gelungen war, die Blausäure als wohlcharakterisierten Körper und chemisches Individuum darzustellen, erregte diese Entdeckung in den Kreisen der praktischen Mediziner bald ein weitgehendes Interesse. Dieselbe Erscheinung, die wir heute, nur wesentlich häufiger, sich abspielen sehen, zeigte sich auch damals: Große Hoffnungen, vielseitige Empfehlungen des neuen Mittels und seiner schon vorher bekannt gewesenen Existenzformen, der Aqua amygdalarum amararum und der Aqua Laurocerasi, zahlreiche therapeutische Versuche machten den Anfang. So finden wir zum Beispiel in des Berliner Professors und Hofrats August Friedrich Hecker zweibändigem Werke: „Kunst, die Krankheiten der Menschen zu heilen nach den neuesten Verbesserungen in der Arzneiwissenschaft, revidiert und mit den neuesten Entdeckungen bereichert und herausgegeben von Johann Jakob Bernhardi, Professor und Medizinalrat", in der vierten Auflage vom Jahre 1838 nicht weniger wie zwölf Hauptindikationen für die therapeutische Anwendung der Blausäure aufgeführt. Und was ist davon geblieben? So gut wie nichts. Höchstens begegnen wir der Blausäure in der Therapie noch einmal, wenn ein Mittel gegen Hustenbeschwerden, besonders krampfhafter Art, gebraucht werden soll. Aber auch da denkt niemand mehr daran, das Bittermandelwasser für sich allein zu geben. Stets finden wir es mit irgendeinem anderen Arzneistoff vereint, dem man als einem „beruhigenden" Mittel mehr zutraut. Für die weitaus größte Menge derjenigen, die die bekannte Lösung von Morphinum hydrochloricum in Aqua amygdalarum amararum verordnen, spielt dabei der Blausäuregehalt dieser Arznei wohl gar keine Rolle. Die Lösung hat sich in dieser Gestalt einmal eingebürgert. Vielleicht soll das Bittermandelwasser dabei so als eine Art Korrigens dienen. Es würde sich ja wohl auch durch irgendeinen gleichgültigen Sirup ersetzen lassen — so etwa mag der Gedankengang derjenigen sich abspielen, die noch das Bedürfnis fühlen, über derartige Fragen überhaupt sich besondere Gedanken zu machen. Auch bei der neuerdings wieder aufgetauchten Anwendung der Verbindung von Cyan mit Gold hat man nicht den zwingenden Eindruck, daß dem Cyan dabei gerade eine spezifische Arzneiwirkung zugestanden werden solle.

Gleichwohl kommt man von dem Gedanken nicht los, daß doch irgend etwas an der Blausäure daran sein muß und daß man nicht berechtigt ist, ihr jeden therapeutischen Wert von vorneherein abzusprechen. Dieser Gedanke konsolidiert sich noch mehr bei der Überlegung: Warum hat gerade Cyanquecksilber bei der Diphtherie Gutes geleistet, mehr und sicherer, wie irgend welche andere Quecksilberverbindung?

Es ist leicht verständlich, daß aus dem reichen Material an Wissen, das uns das Studium der Toxikologie der Blausäure bisher verschafft hat, für die uns beschäftigende Frage nicht viel zu holen sein wird. Bei einer mit so gewaltigen, lebenvernichtenden Kräften ausgestatteten Verbindung, wie sie die Blausäure darstellt, ist es von vornherein geboten, mit sehr geringen Mengen zu arbeiten, wenn man überhaupt darauf hoffen darf, irgend welche gröbere Organveränderung zu Gesicht zu bekommen. Aber bei der leichten Zersetzbarkeit der Blausäure ist auch hier die Aussicht auf Erfolg nur dann gegeben, wenn man versucht, durch lange fortgesetzte Behandlung des Organismus mit niedrigen Dosen etwas Positives zu erreichen.

Glücklicher Weise besitzen wir schon aus einer Zeit, die fast hundert Jahre hinter uns liegt, eine umfassende Beobachtung über die Wirkung fortgesetzter Aufnahme von Blausäure in kleinen Mengen auf den gesunden Menschen, speziell auf das Verhalten der oberen Luftwege, das uns ja am meisten interessiert.

Es ist mir wohlbekannt, daß derartigen Arzneiversuchen an gesunden Menschen von mancher Seite her ein Mißtrauen entgegengebracht wird, zu dessen Begründung hinsichtlich der Erklärung der Ergebnisse der Zufall und die Einbildungskraft der Versuchsansteller mit einer besonderen Vorliebe herangezogen werden.

Daß man die Versuche mit Arzneistoffen am gesunden Menschen nicht außer Acht lassen darf, wenn man wirklich ernstlich darauf ausgeht, ein gründliches und dabei für die praktische Verwertung der Arzneikräfte unentbehrliches Wissen sich zu erwerben, habe ich bereits im Jahre 1887 und dann in ausführlicherer Weise im Jahre 1890 ausgesprochen[1]). Den weiteren Beweis für die tatsächlich vorhandene Bedeutung des Arzneiversuches am gesunden Menschen behufs Erlangung eingehenderer Kenntnis der Wirkung eines bestimmten Arzneistoffes habe ich dann im Jahre 1896 in meinen Studien über die Pharmakodynamik des Schwefels geliefert[2]). Wer sich für diese Frage interessiert, wird in der genannten Schrift die Methodik angegeben finden, die sich nach meiner Erfahrung für die Ausführung derartiger Versuche am besten empfiehlt. Bis zum heutigen Tage habe ich keine Veranlassung gefunden, von meinem Standpunkte diesen Arzneiversuchen gegenüber abzugehen. Daß ich nicht der Erste gewesen bin, der auf die Bedeutung des Arzneiversuches am Gesunden hingewiesen hat, kann ich wohl als bekannt voraussetzen. Die gleich mitzuteilenden Versuche mit blausäurehaltigen Präparaten werden das Ihrige dazu beitragen, meine eben ausgesprochenen Anschauungen weiter zu illustrieren und zu bekräftigen.

Besonders hinweisen möchte ich vorher noch darauf, daß ich in der nachfolgenden Schilderung nur auf das Verhalten der oberen Luftwege Rücksicht genommen habe, um nicht durch für unseren vorliegenden Zweck Nebensächliches die Geduld des Lesers zu sehr in Anspruch zu nehmen.

---

[1]) Studien über die Wirkung des Chinins beim gesunden Menschen. Virchows Archiv, Bd. 109, S. 21. — Aufgabe und Ziel der modernen Therapie. Deutsche med. Wochenschr. 1890, Nr. 1—4. — Vergl. auch: Die Arzneiprüfung am gesunden Menschen. Deutsche med. Wochenschr. 1906, Nr. 31.

[2]) Studien über die Pharmakodynamik des Schwefels, ein Beitrag zur Arzneiwirkungslehre und Balneologie. Greifswald 1896, Jul. Abel.

Es war im Jahre 1825, als der ordentliche Professor der Geburtshilfe an der Universität Leipzig, Johann Christian Gottfried Jörg den ersten Band seiner „Materialien zu einer künftigen Heilmittellehre, durch Versuche der Arzneien an gesunden Menschen gewonnen und gesammelt" erscheinen ließ. Diesem Buche habe ich die nachfolgenden Angaben entnommen.

Vier verschiedene, blausäurehaltige Präparate waren es, die Jörg mit einer Anzahl anderer Herren durchgeprüft hat. Schon aus dem Umstande, daß er sich nicht mit nur einem derselben, etwa dem damals viel gebrauchten Kirschlorbeerwasser oder dem Bittermandelwasser begnügte, läßt sich schließen, daß er es mit der Lösung der selbstgestellten Aufgabe ernst genommen hat.

Die ersten Versuche unternahm Jörg mit Aqua Laurocerasi. Über ihren Gehalt an Blausäure gibt er an, daß das nach der Pharmakopoea saxonica von 1820 dargestellte Präparat doppelt so stark sei, wie das entsprechende der Pharmakopoea borussica. Leider stehen mir die alten Pharmakopöen nicht zur Verfügung. In Mitscherlichs Lehrbuch der Arzneimittellehre vom Jahre 1851 finde ich aber die Angabe, daß das Präparat von ungleichem Gehalt an Blausäure gewesen ist, je nach den Vorschriften der verschiedenen Arzneibücher und je nach dem Alter der zur Bereitung benutzten Blätter des Kirschlorbeerbaums. — Doch nun zu den Versuchen selbst.

Engler. Nahm am 8. Juni 1822 5 Tropfen Kirschlorbeerwasser.

10. Juni 10 Tropfen. Trockenheit des Mundes, verbunden mit einer kratzenden Empfindung im Halse und gelindem Kopfschmerz der linken Seite.

11. Juni 15 Tropfen. Dieselbe Wirkung wie tags zuvor.

15. Juni 20 Tropfen. Die Trockenheit im Munde und die kratzende Empfindung im Halse stellen sich mäßiger ein, als am 10. Juni.

18. Juni 25 Tropfen. Die Trockenheit im Munde und das kratzende Gefühl im Halse treten nicht mehr auf. Dagegen stundenlang anhaltender, drückender Kopfschmerz auf der linken Seite.

Güntz. Beginnt mit 5 Tropfen, ohne etwas zu bemerken und steigt bis zu 25 Tropfen. Vom Rachen und Hals aus nichts, nur Kopfschmerzen ohne nähere Angabe.

Haase. Ging bis zu 40 Tropfen, ohne etwas Besonderes wahrzunehmen, ausgenommen einmal Stirnkopfschmerz links, und nach der letzten Dosis drückenden Kopfschmerz in der Gegend des rechten Os parietale.

Heisterbergk. Beginnt am 6. Juni mit 10 Tropfen in etwa dem sechsfachen Quantum Wasser. Keine Veränderung.

10. Juni 20 Tropfen. $1^1/_2$ Stunde später unbedeutende Schwere im Kopf.

11. Juni 30 Tropfen. Schon eine Stunde später Schwere im Kopf. „Diese Schwere, nicht wirklicher Schmerz, währte zwei Stunden und ist der Schwere des Kopfes ähnlich, die sich vor einem beginnenden Schnupfen einstellt, oder nach einem Weinrausch zurückbleibt".

15. Juni 35 Tropfen. Dieselben Empfindungen wie am 11.

19. Juni 50 Tropfen. Das schon erwähnte Gefühl von Schwere im Kopfe schon nach einer halben Stunde. „Dasselbe war nicht bedeutender, als die vorhergehenden Tage, zog sich aber ganz besonders nach der Stirngegend und hielt etwa vier Stunden an."

20. Juni morgens 60 Tropfen. Eine halbe Stunde später die Schwere im Kopf, besonders im vorderen Teile desselben, verbunden mit mäßigem Druck in den Augenhöhlen mit dem Gefühl, als seien die Bulbi für die knöchernen Höhlen zu groß. — Nachmittags noch 112 Tropfen auf einmal genommen, erregten schon nach 10 Minuten dieselben Erscheinungen wie am Vormittage, „aber eben so wenig wirklich lästig, wie nach den früheren Versuchen".

22. Juni 80 Tropfen morgens. Eine halbe Stunde später die Schwere in der Stirngegend sehr unbedeutend, das Drücken in den Augenhöhlen gar nicht bemerkt.

Meurer. 28. März 5 Tropfen. Keine Veränderung.

29. März 10 Tropfen. Nach 5 Minuten drückender Kopfschmerz in der Stirngegend, der $^1/_2$ Stunde lang anhielt und sich allmählich verlor.

30. März 10 Tropfen. Nach wenigen Minuten trat der Kopfschmerz wieder ein. Er nimmt abwechselnd bald die Stirn, bald den Hinterkopf ein, ist drückend und verschwindet nach einer halben Stunde langsam wieder.

31. März 15 Tropfen. „Der frühere Kopfschmerz, der bald

im Vorder- bald im Hinterkopfe stärker, am stärksten und anhaltendsten jedoch über den Augenhöhlen gefühlt wurde."

1. April 15 Tropfen. Der vorher beschriebene Kopfschmerz, der sich in frischer Luft in mäßigen Grenzen hält, im geheizten Zimmer heftiger wird.

Die Versuche wurden hier abgebrochen und erst am 6. Juni mit 5 Tropfen wieder aufgenommen, die ohne Wirkung blieben.

7. Juni 10 Tropfen. Leichter, bald vorübergehender Druck in der Stirngegend. Das Präparat war dasselbe, wie das vorher genommene.

8. Juni 15 Tropfen. Der Kopfschmerz tritt an derselben Stelle wieder ein, ist aber stärker wie vorher.

9. Juni vormittags 15, nachmittags 20 Tropfen. Jedesmal bald nach dem Einnehmen bohrender Kopfschmerz.

12. Juni abends 25 Tropfen. Gleich nach dem Einnehmen heftiger, bohrender Kopfschmerz. Nach guter Nachtruhe ist am folgenden Tage nichts mehr von dem Kopfschmerz zu merken.

13. Juni vor- und nachmittags je 25 Tropfen. Derselbe Kopfschmerz, nach der zweiten Gabe den ganzen Kopf einnehmend.

16. Juni 30 Tropfen am Morgen. Der drückende Kopfschmerz verbreitet sich über den ganzen Kopf. Nachmittags 35 Tropfen. Der Kopfschmerz nimmt zu, nach nochmaligem Einnehmen von 35 Tropfen am Abend dasselbe.

Kneschke. 5 und 10 Tropfen, am 28. beziehentlich 29. März genommen, blieben ohne Wirkung.

30. März 15 Tropfen. Gleich nach dem Einnehmen leichte, fast eine Stunde anhaltende Eingenommenheit des Kopfes.

1. April 20 Tropfen dieselbe Erscheinung.

2. April 25 Tropfen. Die Eingenommenheit des Kopfes, besonders in der Stirngegend, wird heftiger.

Auch hier wurden die Versuche unterbrochen und erst am 6. Juni wieder aufgenommen.

6. Juni 5 Tropfen, 7., 8. und 11. Juni je 10, 15 und 20 Tropfen eingenommen blieben ohne die geringste Einwirkung.

13. Juni 25 Tropfen. Gleich nach dem Einnehmen Druck in der Stirngegend, nicht sehr stark und etwa eine halbe Stunde anhaltend.

15. Juni 30 Tropfen. Dasselbe Drücken, aber allmählich heftiger werdend.

18. Juni 35 Tropfen. Gleich danach Eingenommenheit des Kopfes, die besonders in der Gegend der Stirne und der Augenhöhlen in einen drückenden Schmerz überging.

Dieselbe Wirkung hatten die drei letzten Gaben von 40, 45 und 50 Tropfen, die am 20., 22. und 25. Juni genommen wurden.

Kummer nahm am 6. Juni 5, am 7. 10, am 8. 15, am 11. 20 und am 15. 25 Tropfen ohne irgend etwas zu bemerken.

18. Juni 30 Tropfen vormittags. Nach dem Mittagessen heftig drückender Schmerz in der linken Stirngegend, der sich allmählich über den ganzen Kopf verbreitete und am folgenden Morgen beim Erwachen noch vorhanden, bis zum Mittag anhielt.

Ströfer begann mit 5 Tropfen und stieg bis auf 30, ohne Befindensänderungen, die den bisher geschilderten entsprechen, zu bemerken.

Pienitz begann am 4. Mai mit 3 Tropfen ohne weitere Beschwerde, wogegen 5 Tropfen, am folgenden Tage genommen, wenige Minuten später dumpfen, drückenden Schmerz in der Stirn und Eingenommenheit des Kopfes von etwa einer Stunde Dauer hervorriefen.

8. Mai 8 Tropfen und am 10. Mai 12 Tropfen eingenommen blieben wirkungslos.

20. Mai 20 Tropfen. Einige Minuten nachher Eingenommenheit des Kopfes und Druck in der Stirngegend, bald wieder vorübergehend.

21. Mai 30 Tropfen vormittags. Einige Minuten nachher etwas stärkere Eingenommenheit des Kopfes, die dann dem drückenden Schmerz in der Stirngegend Platz machte, der aber nur eine Viertelstunde anhielt. Am Nachmittage desselben Tages 35 Tropfen eingenommen, hatten dieselbe Wirkung.

Seyffert begann am 11. Mai mit 4 Tropfen und nahm zuletzt am 19. Mai 30 Tropfen ohne von den bisher genannten Störungen in seinem Befinden etwas wahrzunehmen.

Siebenhaar. Am 8. Mai 3, am 10. 4, am 12. 5 und am 13. 8 Tropfen eingenommen blieben ohne Wirkung.

15. Mai 10 Tropfen. Bald nachher dumpfer, dann ziemlich

heftig drückender Kopfschmerz. Ein ziemlich heftiger Schnupfen nötigte S. einige Tage die Versuche auszusetzen.

19. Mai 12 Tropfen. Eine halbe Stunde nachher Benommenheit des Kopfes, übergehend in dumpfen Kopfschmerz, besonders in der Schläfen- und Stirngegend.

20. Mai 14 Tropfen mit demselben Erfolge.

21. Mai 20 Tropfen. Bald darauf Eingenommenheit des Kopfes, besonders vorn. Während des ganzen Vormittages Rauhigkeit im Halse und Heiserkeit der Stimme, nach dem Mittagessen wieder vorübergehend.

Jörg hat im Jahre 1822 und 1824 das Kirschlorbeerwasser an sich selbst geprüft. Aus seinen Mitteilungen werde ich das uns Interessierende möglichst mit seinen eigenen Worten wiedergeben.

„4 Tropfen blieben am 13. Mai 1824 ohne alle Wirkung. 6 Tropfen erregten mir dagegen am 14. Mai, ungeachtet ich selbige um 8 Uhr des Morgens mit 1 Unze (30 Gramm) Wasser vermischt genommen hatte, einiges Kratzen im Hals und Kitzeln im Kehlkopf, wie bei angehender Heiserkeit, bis um 11 Uhr vormittags dauernd. Den 15 Mai brachten 8 Tropfen mit 1 Unze Wasser um 8 Uhr des Morgens verschluckt eine leichte halbstündige Benommenheit des Kopfes, Kratzen im Kehlkopfe und vermehrten Durst, beides den ganzen Vormittag anhaltend, hervor."

„Dieselben Effekte zeigten sich auch nach 10 Tropfen am 17. und nach 12 Tropfen am 18. Mai. Als ich dagegen am 19. Mai um 8 Uhr 14 Tropfen mit 1 Unze Brunnenwasser zu mir genommen hatte, empfand ich bald stechende Schmerzen in der linken Schläfenseite, Benommenheit des Kopfes, wie wenn ein heftiger Schnupfen hervorzubrechen im Begriff ist, am meisten aber in der Gegend der Stirne mit sehr merkbarem Drücken nach den Augenhöhlen hin, Kratzen in dem Kehlkopfe mit entstehender Heiserkeit und darauf folgender vermehrter Schleimabsonderung in dem Kehlkopfe und öfterem Reize zum Husten, alles bis den Mittag um 12 Uhr dauernd."

Am folgenden Tage nahm Jörg 16 Tropfen. „Auch nach dieser Dosis fing es mich bald an im Halse und besonders im Kehlkopfe zu reizen und zu kratzen, zehn Minuten nach dem Einnehmen des Mittels wurde ich heiser und mußte öfters husten. Gegen Mittag und den ganzen Nachmittag hindurch wurde in der Luftröhre, vorzüglich aber im oberen Teile derselben. mehr zäher Schleim abgesondert.“

Im Anschluß an die Prüfung des Kirschlorbeerwassers wandten sich dann Jörg und seine Genossen zum Studium des Bittermandelwassers. Das Präparat, die Aqua amygdalarum amararum. muß damals einen höheren Gehalt an Blausäure gehabt haben, wie das nach der heutigen Pharmakopoe dargestellte. Ich finde wenigstens bei Mitscherlich die Angabe, daß nach der Pharmakopoea borussica VI. das Bittermandelwasser in 720 Teilen, 1 Teil Cyanwasserstoff enthalten sollte, während heute der Blausäuregehalt des Präparates zu 1 : 1000 vorgeschrieben ist.

Engler. 20. Juni 5 Tropfen auf 30 ccm Wasser genommen blieben ohne Wirkung, die doppelte Gabe am folgenden Tage eingeführt rief ein kurz dauerndes Gefühl von Schwere in der Stirngegend hervor.

22. Juni 15 Tropfen. Drückender Schmerz in der Stirngegend über den Augenhöhlen.

26. Juni 20 Tropfen. Heftige Kopfschmerzen über den ganzen Kopf ausgedehnt. die die Nachtruhe beeinträchtigen.

28. Juni 25 und am folgenden Tage 30 Tropfen. Nach dieser Dosis den ganzen Vormittag Drücken über den Augenhöhlen und Eingenommenheit der linken Seite des Kopfes.

1. Juli 40 Tropfen. Vormittags völlige Benommenheit des Kopfes. die nachmittags nur noch die linke Seite einnimmt.

Meurer nahm am 20. und 21. Juni je 10, am 22. Juni 20, am 28. 30 und zwei Stunden später noch einmal 40 Tropfen ein, ohne mehr wie allgemeine Benommenheit des Kopfes und mäßige Pulsabnahme zu bemerken.

Am 30. Juni nahm M. um 7, 9 und 11 Uhr vormittags die beträchtliche Dosis von jedesmal 50 Tropfen. Schwere und Eingenommenheit des Kopfes. „wie bei einem beginnenden Schnupfen“.

Kneschke, Pienitz und Seyffert nahmen zum Teil bis zu 40 Tropfen, ohne Veränderungen im Verhalten der Luftwege oder den eigenartigen Stirnkopfschmerz wahrzunehmen.

Siebenhaar nahm von genau demselben Präparat am 22. Mai 10 Tropfen. Nach einer Stunde dumpfer, die Stirn und die Schläfengegend befallender Kopfschmerz von etwa zwei Stunden Dauer. Am 24. Mai wurden 12, am 26. 18 Tropfen eingenommen mit derselben Wirkung wie nach der Aufnahme von 10 Tropfen.

28. Mai 24 Tropfen. S. wurde davon weniger angegriffen, wie von den kleineren Gaben. Und noch geringfügiger wurde die Wirkung, als dieselbe Dosis am folgenden Tage wiederholt wurde. Zum Schluß des Protokolles heißt es aber: „Das Kratzen im Kehlkopf stellte sich nach mehreren der hier verzeichneten Dosen ein."

Jörg selbst nahm von demselben Präparate wie die übrigen Herren am 21. Mai 8 Tropfen. „Bald darauf, in vier Minuten, entwickelte sich Kratzen im Kehlkopfe, Benommenheit des Kopfes und eine Verminderung der Pulsschläge von ungefähr 5 in der Minute. Gegen 11 Uhr vormittags hatte aber jede Wirkung geendet, die auf die Luftröhre ausgenommen, denn gegen Abend folgte dem kratzenden Gefühle vermehrte Schleimabsonderung im Kehlkopfe."

22. Mai 12 Tropfen mit Wasser genommen riefen die Symptome des vorhergehenden Tages wieder hervor.

Am 23. Mai nahm J. 14, am 24. 16 Tropfen. „Am meisten machte mir das Kratzen in dem Kehlkopfe zu schaffen, denn es verursachte schon nach einer Viertelstunde Heiserkeit, die den ganzen Tag über anhielt und erst den Abend, aber auch den ganzen folgenden Tag eine vermehrte Absonderung von Schleim in der Luftröhre, besonders aber im Kehlkopfe zur Folge hatte."

Zur Charakteristik der sorgfältigen Art und Weise, mit der Jörg bei der Beurteilung der einzelnen Befindensstörungen vorgegangen ist, will ich hier auch den Satz noch anführen, mit dem er sein Versuchsprotokoll schließt: „Erinnern muß ich hierbei, daß das naßkalte, stürmische Wetter der meisten Tage des Mais, an denen mehrere Versuche mit diesem Mittel angestellt wurden, an und für sich zur entzündlichen Stimmung der Luftröhre geneigt machte."

Es ist das, wie sich später zeigen wird, dasselbe Bedenken gewesen, das Taube dazu veranlaßt hat, seine im Wintersemester angestellten Versuche im Sommer noch einmal aufzunehmen.

Bei diesen Versuchen mit den beiden blausäurehaltigen Präparaten ist Jörg nicht stehen geblieben. Er hat auch die reine, nicht mit Beimengungen pflanzlicher Herkunft behaftete Blausäure zum Gegenstande seiner Studien gemacht. Um „die arzneilichen Kräfte der jetzt so viel besprochenen Blausäure in Erfahrung bringen und selbige aufzeichnen zu können" hat Jörg zwei, nach verschiedenen Vorschriften hergestellte Blausäurepräparate geprüft. Im Jahre 1822 war die Blausäure gerade 40 Jahre lang bekannt, ihre Darstellungsweise noch umständlich und eine genaue Feststellung des Blausäuregehaltes im Endprodukt schwierig. Jörg hat für die eine Versuchsreihe eine Säure benutzt, die nach Vauquelins Vorschrift hergestellt worden war, für die zweite Untersuchung bediente er sich eines, nach Ittners Verfahren erhaltenen Präparates. Es war doch immerhin denkbar, daß zwei, auf verschiedenem Wege hergestellte Präparate nicht ganz gleichmäßig auf den menschlichen Organismus einwirken konnten, und wenn Jörg dieser Erwägung folgend sich entschloß, beide zu probieren, so ist dies ein weiterer Beleg für den Ernst, mit dem er seine Arzneiversuche an gesunden Menschen durchgeführt hat.

Zunächst wurde das Vauquelinsche Präparat vorgenommen. Die Blausäure wird durch Zersetzung von Quecksilbercyanid mit Schwefelwasserstoff schließlich in wässeriger Lösung erhalten.

Um in der Folge bei der Angabe der einzelnen genommenen Dosen Wiederholungen zu vermeiden, will ich hier bemerken, daß die Blausäurelösung jedesmal mit 30 ccm Wasser verdünnt genommen wurde.

Aßmann nahm am 21. Mai morgens 1 Tropfen, konnte aber „außer einigem Kratzen im Kehlkopf bald nachher" nichts Besonderes weiter merken. Am Nachmittage von derselben Säure 2 Tropfen genommen erzeugten spannendes Gefühl in der Stirngegend. Das Kratzen in der Luftröhre zeigte sich ebenfalls bald sehr deutlich.

22. Mai 3 Tropfen. Schwere und drückende Empfindung in der Stirn und Eingenommenheit des ganzen Kopfes, Kratzen im Kehlkopf.

Heisterbergk nahm am 20. Mai $^1/_2$ Tropfen ohne irgendwelchen Erfolg. Ebenso blieb 1 Tropfen, am folgenden Morgen eingenommen, ohne Wirkung. Als dann am Nachmittage nochmals 2 Tropfen genommen worden waren, trat nach einer Viertelstunde ein geringfügiges und kurz dauerndes drückendes Gefühl in der Stirngegend auf.

22. Mai 3 Tropfen. Zuerst stellte sich das Kratzen im Schlunde ein. Von dem Druckgefühl in der Stirn ist kaum etwas zu bemerken.

Kneschke nahm am 20. Mai nachmittags $^1/_2$ Tropfen. 5 Minuten später in der Stirngegend leichter Druck.

21. Mai morgens 1 Tropfen. Leichter Druck im Vorder- und Hinterkopf. Bis gegen Mittag leichtes Scharren im Halse. Nachmittags 2 Tropfen. Nach etwa 5 Minuten heftiger Druck im Hinterkopf und Stirngegend, wie am Morgen, besonders rechts. Die Benommenheit des Kopfes hielt bis zum Abend an. „Ebenso lange blieb auch ein lästiges Scharren im Halse, das eine halbe Stunde nach dem Einnehmen zum Vorschein kam und demjenigen gleichzustellen war, das der reichliche Genuß welscher Nüsse erzeugt.“

22. Mai 3 Tropfen. Schon deutliche Vergiftungserscheinungen, Schwindel, Sehschwäche. In der Stirn, besonders über dem rechten inneren Augenwinkel starker Druck, bis gegen Mittag anhaltend und in der freien Luft vergehend. Das Scharren im Halse trat fast sofort nach dem Einnehmen auf und hielt bis zum Abend an.

Am folgenden Tage wieder 3 Tropfen morgens eingenommen. Die Allgemeinerscheinungen wie am Tage vorher, aber schwächer angedeutet. „Das unangenehme Scharren im Halse verließ ihn den ganzen Tag über nicht.“ Am anderen Tage vermehrte Schleimabsonderung in der Luftröhre.

Otto nahm am 20. Mai nachmittags $^1/_2$ Tropfen. Nach etwa einer Viertelstunde „eigentümlicher Reiz an der Zungenwurzel, der bald in ein Kratzen dem ähnlich überging, das der Genuß der getrockneten, welschen Nüsse zurückläßt. Eine Stunde darauf deutete sich ein gelindes Drücken im Vorderkopfe an, dem ein eigentümliches Gefühl in den oberen Nasenhöhlen Platz machte, es schien wie wenn mephitische Luft durch dieselben zur Schneiderschen Haut hinströmte und diese in einen prickelnden Zustand auf kurze Zeit versetzte." — Was mit der „mephitischen" Luft gemeint ist, habe ich nicht sicher feststellen können. Die Kohlensäure hatte zu jener Zeit dieses Synonym nicht. In dem kritisch-etymologischen medizinischen Lexikon von L. A. Kraus, 1844, wird angegeben, daß mit Mephitis ursprünglich der Dunst des brennenden Schwefels, also schweflige Säure, bezeichnet worden sei. Jedenfalls ist irgend ein, die Atemwege bei der Aspiration reizendes Gas gemeint. Das Kratzen im Halse hielt bis zum Abend an.

21. Mai 1 Tropfen. Bald nach dem Einnehmen Kratzen im Halse. Dann Druckgefühl in der Stirngegend auf beiden Seiten, besonders deutlich nach den Augenhöhlen hin; auch im Hinterkopf Druckgefühl. Am Nachmittage 2 Tropfen. „Das Kratzen im Halse zeigte sich bald und stärker, es erstreckte sich ein eigentümlicher, prickelnder Reiz vom Kehlkopfe bis tiefer in die Luftröhre hinab und erzeugte die Neigung zu öfterem Hüsteln. Der Zustand der Luftröhre war genau mit dem zu vergleichen, der sich nach Erkältung zu entwickeln pflegt, wenn sich Heiserkeit einstellt oder auch mit dem, der sich nach dem Genuß der Hagebutten einfindet, die Spelzen oder kleine Härchen im Schlunde zurückgelassen haben. Um 7 Uhr des Abends verwandelte sich dieser gereizte Zustand in ein sehr fühlbares Trockenwerden der Mundhöhle und des Kehlkopfes." Außerdem hatte sich eine Stunde nach dem Einnehmen ein Druckgefühl im Kopfe entwickelt, das vom Hinterhaupt nach den Stirnhöhlen hinzog und sich dort fixierte und „seiner Heftigkeit wegen dem Schmerze sehr nahe kam".

22. Mai 3 Tropfen. Stirnkopfschmerz und Kratzen im Halse. Dasselbe am folgenden Tage nach derselben Dosis, Gefühl, als sei der Kehlkopf vergrößert oder geschwollen.

Jörg nahm am 31. Mai erst $^1/_2$ und nachmittags 1 Tropfen. Am folgenden Tage: „Vormittags 2 Tropfen. Fast unmittelbar nachher erzeugten dieselben an der Zungenwurzel ein Gefühl, als würde dieselbe von beiden Seiten her zusammengezogen. Von da aus ging das Gefühl in den Kehlkopf über und verwandelte sich daselbst in das Kratzen, das alle Experimentierenden nach diesem Mittel entstehen sahen. Doch erreichte diese scharrende Empfindung keinen hohen Grad, währte auch nicht lange, nur den Vormittag hindurch, obgleich den Nachmittag und Abend vermehrte Schleimabsonderung darauf folgte.“ Auch hier wieder der vorsichtige Zusatz: „Vielleicht, daß die warme, trockene Witterung diese katarrhalische Umstimmung nicht begünstigte.“

In einer Schlußbetrachtung der Wirkungen, die unter Anwendung der Vauquelinschen Blausäure aufgetreten waren, äußert sich Jörg über ihren Einfluß auf die Atemwege: „Anbey bewirkt aber dies fürchterliche Mittel, wo es nicht den Tod schnell verursacht, eine entzündliche Reizung der Luftröhre und besonders des Kehlkopfes.“

Zum Schluß noch die Angaben Jörgs über seine Erfahrungen mit nach Ittner und Brandes, nämlich durch Zersetzung von gelbem Blutlaugensalz mit Phosphorsäure, Abdestillieren und Auffangen der Säure in Wasser, hergestellter Blausäure.

Aßmann nahm am 26. Mai 1 Tropfen, am folgenden Nachmittage 2 Tropfen. Bald darauf das kratzende Gefühl im Kehlkopfe, Benommenheit und in der Stirn dumpfes Schmerzgefühl.

2. Juni 3 Tropfen. Zuerst mehr nach außen pressender, dann aber schließlich allmählich stärker, stechend und bohrend werdender Kopfschmerz in der Stirngegend und in den Augenhöhlen. Einige Minuten später Kitzeln und Kratzen im Kehlkopfe, das zu öfterem trocknem Husten Veranlassung gab.

Heisterbergk nahm am 25. Mai 1 Tropfen. Eine Spur des kratzenden Gefühls im Halse bald nachher war die einzige Wirkung, die nach dieser Gabe wahrgenommen wurde.

26. Mai 2 Tropfen. Einige Minuten später Rauheit und Kratzen in der Luftröhre. Am 28. Mai 3 Tropfen mit demselben Erfolge.

Kneschke nahm am 24. Mai $^1/_2$ Tropfen. Leichte Benommenheit des Kopfes und Drücken in der rechten Seite der Stirngegend. Scharren im Halse kaum bemerkbar. Am folgenden Tage 1 Tropfen: Den Vormittag über deutlich scharrendes Gefühl im Kehlkopf. Am 26. Mai 2 Tropfen: „Das Scharren in der Luftröhre wich den ganzen Tag nicht.“

Otto nahm am 24. Mai $^1/_2$ Tropfen. „Noch nicht 10 Minuten nach dem Einnehmen stellte sich der kratzende Reiz in dem Kehlkopfe ein.“ Er hielt bis in die Nacht hinein an.

Am 25. Mai 1 Tropfen eingenommen. „Bald nachher stellte sich das Kratzen im Halse und besonders im Kehlkopfe, aber heftiger als früher ein, vergesellschaftete sich mit einigen Stichen in dieser Gegend, mäßigte sich gegen 11 Uhr einigermaßen, ließ aber das Gefühl zurück, als sei der Kehlkopf geschwollen und dadurch zu enge geworden, auch als drücke er die nahegelegenen Teile. Dessen ungeachtet war dadurch das Verschlucken der Speisen und Getränke weder erschwert noch schmerzhaft gemacht.“

Trotzdem am folgenden Tage das Kratzen im Halse noch vorhanden war, nahm Otto doch noch einmal 2 Tropfen. „Unmittelbar nach dem Einnehmen vermehrte sich das kratzende Gefühl im Halse und wurde nicht allein von etlichen flüchtigen Stichen, sondern auch von vermehrter Schleimabsonderung begleitet.“ Das Gefühl im Kehlkopfe hielt mit Benommenheit des Kopfes den Tag über an.

Nach dieser Schilderung der von Jörg erhaltenen Resultate möchte ich eine eigene Beobachtung über die Wirkung eingeatmeter Blausäure mitteilen.

Als ich in Heidelberg studierte, ließ Professor Delffs, bei dem ich mit einigen andern Medizinern die Vorlesung über unorganische Chemie hörte, uns eines Tages an einer Flasche riechen, die eine Auflösung von Blausäure in Wasser enthielt. Sofort hatte ich eine ebenso merkwürdige wie deutliche Sensation: Im Halse steckte ein runder, stachliger Körper, der das Atmen erschwerte und unangenehm kratzte. Sofort nach dem Einatmen der Blausäure vorgehaltene Ammoniaklösung ließ dieses Gefühl spurlos wieder verschwinden.

---

64 Jahre nachdem Jörg und seine Genossen an sich mit Blausäure experimentiert hatten, wurden im hiesigen pharmakologischen Institut von einem meiner Schüler, dem Kandidaten der Medizin, Heinrich Taube[1]), die Versuche mit Bittermandelwasser wieder aufgenommen. Beteiligt waren an diesen

[1]) H. Taube, Ein Beitrag zur Wirkung der Aqua amygdalarum amararum. Inaug.-Dissertation 1888.

Versuchen noch einige andere Studierende der Medizin. Ich habe bei alle den Versuchen am gesunden Menschen, die in meinem Institut ausgeführt worden sind, es stets peinlich vermieden, bei der Besprechung der Wirkungserscheinungen irgendetwas in die Beteiligten herein- oder aus ihnen herauszufragen. Als ich mit dieser Art der Arzneiprüfung vorging, hatte ich zunächst nur das eine Ziel, zu erfahren, ob auf diese Weise wirklich etwas Brauchbares zu erreichen sein würde. Davon konnte ich mich allerdings bald genug überzeugen.

Die von mir beobachtete Methode hat aber den Nachteil, daß in sehr vielen Fällen von den an einem Versuche Beteiligten bestimmte Krankheitserscheinungen nur allgemein angedeutet angegeben wurden. Also zum Beispiel: Kopfschmerzen. Über den Sitz und die Art derselben wird nichts bemerkt, nur eben die Tatsache ihres Vorhandenseins berücksichtigt. Es ist das wohl eine Konsequenz unserer heutigen Richtung, die in therapeutischer Hinsicht derartige „subjektive“ Symptome nur dann berücksichtigt, wenn sie eine gewisse Höhe erreichen oder bekanntermaßen anzeigen, daß die eigentliche Krankheit eine unangenehme Wendung zu nehmen beabsichtigt. Hinsichtlich der Genauigkeit in den einzelnen Angaben haben also die von Jörg aufgeführten Krankheitserscheinungen vor den von Taube berichteten in mancher Hinsicht den Vorzug. Dazu kommt noch ein weiteres Moment. In der Zeit, wo Jörg seine Versuche anstellte, war der Genuß von Alkohol und Tabak längst nicht so allgemein verbreitet, wie das in unseren Tagen der Fall ist. Speziell hinsichtlich des Tabakgenusses ist dieser Punkt zu berücksichtigen. Eine Rachenschleimhaut, die über Jahre hinaus täglich mit Zigarren- und Zigarettendampf gebeizt wurde, wird sich schon anders verhalten, wie wenn der wesentlich mildere Reiz des aus der langen Pfeife stammenden Tabakrauches auf sie eingewirkt hat. Und erst recht wird ein deutlicher Unterschied vorhanden und also auch zu berücksichtigen sein, wenn es sich bei solchen Versuchen, bei denen sich eine deutliche Beeinflussung der Rachen- und Kehlkopfschleimhaut entwickelt, um einen Nichtraucher handelt. Manchem mögen diese Erwägungen überflüssig erscheinen. Sie sind es aber in der Tat nicht, und wer am gesunden Menschen experimentieren will, hat auf diese und entsprechende Dinge acht zu geben.

Beim Tierversuch fallen ja diese Momente alle weg, man kann da mehr en bloc arbeiten.

Wie schon bemerkt, sind die folgenden Versuche mit dem offizinellen Bittermandelwasser angestellt worden. Aus den Resultaten bringe ich auch hier wieder nur diejenigen, bei denen es sich um Veränderungen der oberen Respirationswege handelt.

S., 25 Jahre alt, Raucher, nahm zunächst 6 Tage lang zweimal täglich 10 Tropfen Bittermandelwasser mit Brunnenwasser verdünnt, ohne Besonderes danach zu bemerken. Dann 7 Tage lang die doppelte Dosis. Vom 6. Februar ab wurden täglich 3mal 20 Tropfen genommen. „Am 9. Februar stellte sich, ohne daß sich eine Erkältungsursache nachweisen ließ, ein ziemlich heftiger Schnupfen ein. Der schon von vornherein vorhandene, mäßige chronische Rachenkatarrh steigerte sich so, daß morgens eine recht bedeutende Menge schleimigen Sekrets durch Husten entfernt werden mußte."

Bis zum 19. Februar wurde dieselbe Dosis weiter genommen. Der Katarrh der Nasen- und Rachenschleimhaut milderte sich etwas, blieb aber bis zum Ende des Versuches bestehen.

M., 25 Jahre alt, starker Raucher, nahm vom 24. bis 30. Januar morgens und abends je 10 Tropfen. Am 26. Januar Schnupfen, der bis zum 30. anhält. Vom 31. Januar bis 5. Februar wurden zweimal täglich 20 Tropfen genommen, vom 6. bis 19. Februar dreimal täglich 20 Tropfen. Am 13. Februar starker Schnupfen, der etwa 7 Tage lang anhielt. Dazu Kopfschmerzen. Kurze Zeit nach dem Abbrechen des Versuches völlige Erholung.

B., 24 Jahre alt, starker Raucher, nahm vom 24. bis 29. Januar täglich zweimal 10 Tropfen. Am 28. Februar Hustenreiz. Wegen andauernd starker Kopfschmerzen wird der Versuch bis zum 5. Februar unterbrochen. Dann, vom 6. Februar ab täglich dreimal 20 Tropfen.

Am 6. Februar abends heiser, kitzelndes, zum Husten reizendes Gefühl im Halse. Anhaltende Kopfschmerzen.

10. Februar. Kopfschmerzen. „Das Epithel der Mundschleimhaut stößt sich in kleinen, sich aufrollenden Stückchen ab."

12. Februar. Heiserkeit und Kopfschmerz. „An der Schleimhaut der Mundhöhle löst sich das Epithel wie früher ab."

Vom 17. Februar wurden wegen anhaltend starker Kopfschmerzen keine Tropfen mehr genommen. Am 21. Februar Husten, Heiserkeit und Schnupfen, von der Mundschleimhaut stößt sich ungefähr alle zwei Tage ein Epithelfetzen von geringer Größe ab. Vom 25. Februar ab völliges Wohlbefinden.

O., starker Raucher, zu Erkrankungen des Halses disponiert, begann am 24. Januar mit zweimal täglich 10 Tropfen. Am 29. Januar Kratzen im Rachen, das zum Räuspern zwingt, geringer Schmerz in der Stirngegend. Im weiteren Verlaufe des Versuches wird dann das kratzende Gefühl im Halse noch einmal erwähnt.

Taube, 22 Jahre alt, nahm vom 24. bis 29. Januar täglich zweimal 10 Tropfen. Am 25. morgens nach dem Einnehmen einige unangenehm reizende Hustenstöße.

27. Januar. Schnupfen mit reichlichem, wässerigem Sekret.

Vom 29. Januar bis 5. Februar zweimal täglich 20 Tropfen eingenommen.

29. Januar. Der Schnupfen dauert in gleicher Stärke weiter, obwohl das Wetter sehr milde ist. „Da ich heute abend die 20 Tropfen ohne Wasser nahm, kam der bittere Geschmack in unangenehmer Weise zur Geltung. Sogleich darauf an der hinteren Pharynxwand oben ein Gefühl, als säße etwas darauf, was mich immer zu Schluckbewegungen reizte, auch leichtes Schmerzgefühl ist zeitweise vorhanden. Das eigentümliche Gefühl hält etwa eine halbe Stunde an, nachdem es vom Rachen bis zum Kehlkopf herabgestiegen war. Dortselbst noch 2 Stunden lang ein räusperiges, rauhes Gefühl."

30. Januar. Die Tropfen in Wasser genommen. „Des Abends zeigt sich nach dem Einnehmen wieder das Gefühl, als stecke hinter den Choanen etwas im Rachen, jedoch nicht so stark, wie gestern. Zugleich tritt an der linken Kehlkopfseite äußerlich ein Gefühl ein, als bestände dort ein Krampf in den kleinen Muskeln, das ungefähr zwei Stunden anhält."

31. Januar. „Morgens macht sich nach dem Einnehmen einige Male das eigentümliche, krampfartige Gefühl an der Kehlkopfseite bemerkbar. Abends hinterher kurze Zeit ein Gefühl im ganzen Rachen, wie bei einem akuten Katarrh, nur nicht schmerzhaft, das namentlich bei Schluckbewegungen hervortritt und dann auch im oberen Teil des Kehlkopfs sich einstellt. Allmählich tritt dann ein Gefühl ein wie von einem vorhan-

denen Fremdkörper oder wie von einem Belag herrührend im Kehlkopf und oben im Rachen.

1. Februar. Morgens beim Erwachen „im Kehlkopf ein rauhes, zum Räuspern zwingendes Gefühl, gerade als hätte ich den ganzen vorigen Abend im Tabaksqualm zugebracht (ich verbrachte denselben in freier Luft, ohne zu rauchen). Tagsüber ziemlich starker Schnupfen, das rauhe Gefühl im Kehlkopf hält an."

2. Februar. Der Schnupfen hält an, zuweilen trockner, unangenehmer Husten. Dasselbe an den beiden folgenden Tagen.

Vom 6. Februar ab täglich dreimal 20 Tropfen eingenommen. Der Schnupfen ist sehr arg, es besteht ein starker Reizhusten, zuweilen mit Expektoration zähen Sekrets.

7. Februar. Viel Schnupfen und Husten, fast beständig ein Gefühl wie bei Trachealkatarrh. Der Husten fördert nur wenig zähes Sputum. Abends kurz andauernder Stirnkopfschmerz.

8. Februar. Die Erscheinungen in der Trachea und der Nasen-Rachenschleimhaut dieselben wie gestern, leichter Stirnkopfschmerz.

9. Februar. Starkes, unerträgliches Reizgefühl unter dem Sternum. Nur zuweilen fördert der heftige, anfallsweise auftretende Husten etwas zähes Sputum heraus. Der Schnupfen ist stark, mit profuser, dünner Sekretion verbunden. Zugleich besteht starker Rachenkatarrh.

13. Februar. Bis heute war mit dem Einnehmen der Tropfen ausgesetzt worden, wegen der starken Belästigung durch den eben geschilderten Zustand. Der Husten hat sich inzwischen nicht wesentlich gebessert, jedoch besteht nicht mehr das starke Reizgefühl, wie vorher. Der Schnupfen ist geringer geworden. Heute wieder dieselbe Dosis eingenommen wie vor der Unterbrechung.

14. Februar. Der Husten morgens wieder ziemlich heftig, läßt im Laufe des Vormittags nach. Der Schnupfen verschlimmert sich wieder.

15. Februar. Tagsüber der Husten wieder vorhanden. „Es stellt sich von neuem das frühere Druckgefühl unter dem Sternum ein. Der Husten besonders bis gegen vormittags stark. Die Expektoration ist quälend und fast ohne Erfolg. Schnupfen wieder heftig."

16. Februar. Husten und Schnupfen sehr intensiv. Nachmittags leichtes Nasenbluten. Zeitweise, am stärksten nach dem Einnehmen, ein rauhes Gefühl im Kehlkopf, das beim Schlucken die Empfindung erregt, als stecke dort ein Fremdkörper.

17. Februar. Geringe Stirnkopfschmerzen. Der Husten hat nachgelassen, die Expektoration geht leichter vor sich.

18. Februar. Nachmittags Schmerzen im Rachen, besonders rechts. Für die Nacht wurde ein Prießnitzumschlag angelegt.

19. Februar. Mäßige Tonsillitis rechts. Schmerzen im Rachen nicht mehr vorhanden, der Katarrh jedoch noch stark. Morgens früh starker, rauher Husten, der allmählich loser wird und tagsüber sich weniger bemerklich macht. Der Schnupfen besteht wie früher. Mittags nach dem Einnehmen tritt der Husten kurze Zeit heftig auf, hervorgerufen durch das Reizgefühl in der Trachea. Von jetzt ab wurde kein Bittermandelwasser mehr genommen. Die Erscheinungen blaßten langsam ab, am 28. Februar völliges Wohlbefinden.

Wie sich aus den Versuchen ergibt, waren sie ausnahmslos in den Wintermonaten Januar und Februar angestellt worden. Es war fraglich, ob die katarrhalischen Veränderungen an der Nase, dem Rachen, Kehlkopf und der Trachea nicht etwa doch zufällige, lediglich durch den Einfluß der Jahreszeit bedingte gewesen waren. So wurden denn im folgenden Sommersemester die Versuche von Herrn Taube noch einmal aufgenommen.

In den Protokollen finde ich zunächst nur den kurzen Bericht, daß zwei der an diesem Versuch beteiligten Herren in der Weise beeinflußt wurden, daß der eine schon am 5. Tage starken Rachenkatarrh bekam, der während der ganzen Versuchsdauer anhielt, der andere an lästigem Schnupfen litt.

Taube nahm vom 14. bis 27. Juni zweimal täglich 10 Tropfen.

15. Juni. Rauhigkeitsgefühl im Kehlkopf.

17. Juni. Abends nach dem Einnehmen ein Gefühl im Halse, „wie wenn man sich verschluckt hat“.

18. Juni. Abends reichliche, dünne Sekretion aus der Nase, im Kehlkopf ein zum Räuspern nötigendes Gefühl.

20. Juni. Starker Schnupfen, bis zum 25. anhaltend. Expektoration von zähem Sekret aus Trachea und Kehlkopf.

Vom 28. Juni ab wurden täglich zweimal 20 Tropfen eingenommen. Am 29. dumpfe, anhaltende Stirnkopfschmerzen mit drückendem Gefühl in den Augenhöhlen.

30. Juni. Starke Sekretion aus der Nase. — Wegen der starken Belästigung wurde das Einnehmen des Bittermandelwassers bis zum 7. Juli ausgesetzt. Der Schnupfen besserte sich inzwischen etwas. Von jetzt ab wurden zweimal täglich 30 Tropfen genommen.

8. Juli. Gegen Mittag leichter Stirnkopfschmerz, den Tag über Rauhigkeit im Kehlkopf.

12. Juli. An den vorhergehenden Tagen Stirnkopfschmerzen und Rauhigkeit im Halse. Der Schnupfen ist heute wieder sehr stark.

Von da ab wurde kein Bittermandelwasser mehr genommen. Am 20. Juli wieder völlig normales Befinden.

Im Anschluß an diese Befunde will ich zum Schluß noch zwei Mitteilungen bringen, die ich beim Nachschlagen in der Literatur gefunden habe. Die erste betrifft einen Fall von Vergiftung durch Blausäuredämpfe bei einem Ehepaar. Sie ist von G. Martius[1]) veröffentlicht worden. Eine Frau hatte mit einem Präparat „Argentine", das Cyankalium enthielt, ihr Silbergeschirr geputzt. Noch am selben Tage erkrankte sie schwer. Nach 36 Stunden klagte sie dem hinzugezogenen Arzte über Konstriktionsgefühl und Brennen im Halse, trocknen, krampfartigen Husten und kratzenden Geschmack im Munde. Schon 1 bis 2 Stunden, nachdem sie mit ihrer eben erwähnten Beschäftigung aufgehört hatte, spürte sie Kratzen im Halse, Jucken in der Nase mit profuser Schleimabsonderung. Der Ehemann, der nur ganz kurze Zeit mit der Argentine gearbeitet hatte, bekam gleich darauf Nasenkatarrh, Trockenheit im Halse, Hustenreiz und Kopfschmerz.

Im Jahre 1891 hat M. Koritschoner[2]) über die Erfahrungen berichtet, die er an Patienten machte, welche längere Zeit hindurch stark verdünnte Blausäure inhalierten. Es handelte

---

[1]) Bayerisch. ärztl. Intelligenzblatt 1872, Bd. XIX, S. 11. Ref. in Schmidts Jahrbüchern.

[2]) Wiener klin. Wochenschr. 1891. Nr. 3, S. 48.

sich bei ihnen um Tuberkulose der Lungen. Koritschoner machte dabei die Beobachtung, daß die Patienten sich im Verlauf dieser Therapie an die Blausäure zu gewöhnen schienen. Von einigen derselben bemerkt er, daß sie im Verlauf der Behandlung nach einiger Zeit an starker Rötung der Pharynxschleimhaut mit lebhaftem Kratzen im Halse litten.

Wenn ich jetzt, nach der ausführlichen Darstellung der von den einzelnen Experimentatoren aufgezeichneten, während des Einnehmens der verschiedenen Blausäurepräparate beobachteten Abweichungen vom normalen Befinden den Versuch mache, aus dem ganzen Material ein typisches Krankheitsbild zu gewinnen, so muß ich zunächst wieder auf Jörg zurückgehen. Auf Seite 71 seines Buches äußert er sich am Schlusse der Berichte über die Wirkung des Kirschlorbeerwassers mit folgenden Worten:

„Nach diesen Beobachtungen darf ich es wohl wagen, die Wirkungen des Mittels mit wenigen Worten näher zu bezeichnen. Daß dasselbe seine Kräfte in sehr verschiedenen Gaben auf verschiedene Menschen äußert, geht deutlich aus unseren Versuchen hervor. Bei mehreren von uns reichte der vierte Teil schon hin, um die Symptome hervorzurufen, welche bei anderen das Ganze nur hervorzubringen imstande war. Erinnern muß ich aber noch, ehe ich in meiner Angabe weiter gehe, daß sich keine Droge schwerer prüfen lassen kann, als diese, weil die erste Wirkung derselben sich auf den Kopf erstreckt und das Gefühl vermindert. Der Experimentierende übersieht daher bei dieser Eingenommenheit des Kopfes leicht die anderen Umstimmungen, welche diese Substanz in ihm erzeugt. Ohne Kenntnis dieser Schwierigkeit wird man unsere Erzählungen von den Effekten dieses Mittels nicht richtig zu beurteilen vermögen."

Es ist also schon Jörg deutlich geworden, welch große Rolle die Individualität bei derartigen Versuchen spielt. In der Tat tritt sie uns durchweg, und nicht nur bei den von Jörg und seinen Genossen durchgeführten Versuchen entgegen. Die Bedeutung der Individualität ist aber ein Faktor, der das Studium der Arzneiwirkung überhaupt — wenn es sich um

Versuche am gesunden Menschen handelt — erst recht interessant und wertvoll macht. Je nach der speziellen Widerstandsfähigkeit der einzelnen Organe bei verschiedenen Individuen treten die Arzneiwirkungen am selben Organ mit verschiedener Intensität und Deutlichkeit auf. Der eine empfindet Störungen bereits nach einer Dosis, die erst, um das vielfache vermehrt, bei einem anderen dieselben Erscheinungen, und dann möglicherweise auch noch in wesentlich schwächerem Grade hervorzurufen befähigt ist. Und bei einem dritten erfolgt selbst dann vielleicht noch gar nichts. Es ist selbstverständlich, daß dies Moment, allgemein gefaßt, nur dann zur vollen Erkenntnis gebracht werden kann, wenn man von vornherein die Dosierung so niedrig wählt, daß die Möglichkeit der individuellen Reaktion gewahrt bleibt. Über ein gewisses Maß hinausgehend kann man immer mit ziemlicher Gewißheit darauf rechnen, sogenannte Allgemeinwirkungen bei verschiedenen Individuen gemeinsam auftreten zu sehen. Man ist gewohnt, diese Allgemeinwirkungen als das Charakteristische der Arzneiwirkung überhaupt aufzufassen und dementsprechend einzuschätzen. Tritt dann einmal bei der praktischen Anwendung irgend einer Arznei etwas Ungewohntes, „Regelwidriges“ auf, so spricht man von „Nebenwirkungen“ der Arzneien. Diese Auffassung ist aber nicht richtig. Nicht die Arznei trägt an solcher „Nebenwirkung“ die Schuld, sondern, wenn überhaupt von einer Schuld geredet werden kann, das betreffende Individuum, das auf den Arzneireiz in seiner Eigenart reagiert und sich nicht an herkömmliche Ansichten und Lehren kehrt. Wer die Arzneiwirkungen in der Weise kennen zu lernen versucht, daß er den Versuch am gesunden Menschen in gebührender Weise einschätzt und bei solchen Versuchen so vorgeht, daß der Arzneistoff die Möglichkeit hat, seine Eigenart langsam und allmählich fortschreitend entwickeln zu können, für den gibt es keine Nebenwirkungen. Und ereignet sich wirklich einmal der Fall, wie das auch bei den Versuchen mit den Blausäurepräparaten vorgekommen ist, daß etwas ganz Ungewöhnliches, in den übrigen Fällen nicht Beobachtetes uns entgegentritt, so gibt dies eine gute Gelegenheit, das bereits erworbene Wissen noch weiter auszudehnen und zu vertiefen. Bei jeder Arzneiwirkung, sei sie am Krankenbette zu therapeutischem Zweck hervorgerufen oder zur Bereicherung unseres Wissens von ihrer Eigenart am gesunden Menschen experimentell erzeugt, handelt es sich um den Kampf zweier verschiedener Individualitäten gegeneinander. Die Art und Weise, wie im einzelnen Falle die Individualität des einzelnen Organes oder des gesamten Organismus auf die Individualität des Arzneireizes reagiert, ist der springende Punkt, das, worauf es für Theorie und Praxis der Arzneiwirkung ankommt.

Wenn wir uns jetzt den Einzelheiten der während des Einflusses der verschiedenen, blausäurehaltigen Präparate beobachteten Krankheitserscheinungen zuwenden wollen, so ist zunächst noch ein Punkt zu erledigen. Wie das Studium der Versuchsergebnisse zeigt, besteht eigentlich nur ein gradueller Unterschied hinsichtlich der Intensität der Veränderungen, die die verschiedenen Präparate haben auftreten lassen. Wir können uns daher in der Folge kurz fassen und generell von der Blausäurewirkung überhaupt reden.

Zunächst macht es den Eindruck, daß eine Gewöhnung an die Blausäurewirkung innerhalb gewisser Grenzen wohl möglich ist. Wenigstens geht dies aus einzelnen Angaben hervor. Und auch Koritschoner hat bei seinen Patienten eine Gewöhnung an das Einatmen der verdünnten Säure beobachten können. Daß dasselbe auch bei Tieren der Fall ist, werde ich später noch zu zeigen haben.

Weiter ist es eine Besonderheit der Blausäure, daß die von ihr hervorgerufenen Störungen zu einem Teile bald vorübergehender Art sind. Auch diese Tatsache wird von Jörg bereits angemerkt mit den Worten:

„In kleineren Gaben wirkt das Kirschlorbeerwasser unseren Experimenten zufolge nur 2, 3 bis 4 Stunden lang, in größeren dagegegen 6, 8 bis 12 Stunden, die Nachwirkungen dazu gerechnet. Nur der dadurch erzeugte Reiz in dem Kehlkopfe macht von dieser kurzen Wirkung eine Ausnahme, denn derselbe währt nebst der vermehrten Schleimabsonderung in der Luftröhre bisweilen mehrere Tage noch fort.“

Fast durchgehend berichten die einzelnen Experimentatoren von dumpfem Kopfschmerz, der sie nach Einnehmen der Blausäure befallen hat. In vielen Fällen wird derselbe genauer präzisiert als Stirnkopfschmerz, manchmal verbunden mit drückendem Gefühl in der Orbita. Und es wird wiederholt mit Bestimmtheit angegeben, daß das mehr allgemein empfundene Gefühl von Eingenommenheit des Kopfes sich schließlich besonders kräftig in der Stirngegend konzentriert habe.

Dann begegnen wir weiter eigenartigen Störungen von Seiten der Nase. Ein Gefühl, wie von einem bevorstehenden Schnupfen kündet die Störung an. Der Schnupfen kommt dann als solcher zur Ausbildung. Das aus der Nase fließende Sekret ist dünnflüssig, der ganze Zustand kann einige Tage lang anhalten. In einem Falle kam es zu Nasenbluten.

Als eine weitere, sehr bezeichnende Wirkung der Blausäure werden dann die Reizerscheinungen im Rachen und Kehlkopfe angegeben, die unter Umständen sich bis in die Trachea herein erstrecken können. Sie äußern sich als rauhes Gefühl in Rachen und Kehlkopf, das gegebenen Falles zum Husten reizen kann. Der Husten ist zunächst trocken, später wird mit Mühe zähes Sekret in geringer Menge entleert. Vereinzelt kommt es zum Gefühl von Druck im Kehlkopf, wie wenn ein Fremdkörper dort stäke. Wiederholt wurden diese Erscheinungen so intensiv und anhaltend, daß sie Veranlassung zu einer zeitweiligen Unterbrechung der Blausäureaufnahme gaben.

Ich habe bei den einzelnen Protokollen nicht angegeben und will dasselbe hier nachholen, daß abgesehen von einer mäßigen Verlangsamung des Pulses von seiten des Herzens aus keine Störungen beobachtet wurden.

Als Gesamtergebnis können wir also feststellen:

In geringer Gabe wirkend erzeugt die Blausäure bei gesunden Menschen Erscheinungen, die eine große Ähnlichkeit besitzen mit denjenigen, die wir als Folge etwa einer Erkältung an den oberen Respirationswegen auftreten zu sehen gewohnt sind. Sie unterscheiden sich von der eigentlichen Angina durch das Fehlen der Schlingbeschwerden, insbesondere des sogenannten „Leerschluckens“. Auch ist nirgends die Rede von der Empfindung gesteigerter Körpertemperatur. Andererseits aber sind der eingenommene Kopf, die Stirnkopfschmerzen und die Erscheinungen am Rachen und Kehlkopf bei oberflächlicher Betrachtung wohl mit einem beginnenden oder zur Ausbildung gelangten Nasen-Rachenkatarrh zu verwechseln.

Eine ganz eigentümliche Erscheinung bildet der Fall aus

der Taubeschen Versuchsreihe, wo während der Blausäurewirkung das Abstoßen von Epithelfetzen von der Mundschleimhaut angegeben wird. Ich erfuhr davon leider erst, als die Affektion bereits wieder vorüber war und kann deshalb nicht angeben, von welchem Teil der Mundhöhlenschleimhaut aus diese Abstoßung erfolgt ist. Jedenfalls handelt es sich, wenn wir die Blausäurewirkung als ursächliches Moment ansprechen wollen, um eine seltene Erscheinung. Indessen habe ich in der von Buchheim besorgten deutschen Ausgabe von Jonathan Pereiras Handbuch der Heilmittellehre die Angabe gefunden, daß Macleod und Granville während des arzneilichen Gebrauches von Blausäure, Speichelfluß und Geschwüre im Munde beobachtet haben. Und Koritschoner sah bei einigen seiner Patienten während der Behandlung mit Blausäuredämpfen, Geschwüre im Kehlkopf auftreten, die er allerdings, der Lage der Sache nach, für tuberkulösen Ursprungs ansieht.

Das steht jedenfalls fest: In geeigneter Dosierung wirkend vermag die Blausäure bei gesunden Menschen die gesamten Partien der oberen Respirationswege von den Stirnhöhlen durch Rachen und Kehlkopf herab bis zur Trachea in einen eigenartigen Reizzustand zu versetzen. Daß dadurch die Widerstandsfähigkeit dieser Partien anderen Einflüssen gegenüber alteriert und ihr ganzes Verhalten ein von der Norm abweichendes, pathologisches werden muß, ist die naturgemäße Folge.

Wenn dies nun alles wirklich richtig ist, wenn es sich nicht um Einbildung der Experimentatoren und durch reine Zufälligkeiten hervorgerufene Erscheinungen gehandelt hat, dann mußte sich eine weitere Entwicklung der bisher geschilderten Organveränderungen in corpore vili erzielen lassen. Im bejahenden Fall, mußte damit ein weiterer Beweis für die geschilderte Wirkungsfähigkeit der Blausäure gewonnen werden.

Bereits im verflossenen Winter hatte ich mit Herrn Kollegen Dr. Voorhoeve begonnen, an Kaninchen in der angedeuteten Richtung zu experimentieren. Wir operierten mit dem offizinellen Bittermandelwasser, das den Tieren intravenös injiziert wurde. Es war aber schwierig, zu einem brauchbaren Resultate zu gelangen, da die vergiftende Wirkung der Blausäure in Gestalt von schweren Krampferscheinungen, die wiederholt zum Tode führten, sich zu sehr geltend machte. Ich habe dann später die Versuche von neuem wieder aufgenommen.

An Stelle der Aqua amygdalarum amararum habe ich für die folgenden Versuche Lösungen von Cyankalium gewählt. Sie waren so eingestellt, daß ihr Gehalt an Blausäure 0,1 bis 0,5 % betrug. Um die notwendigen Verdünnungen dieser Stammlösungen zu erhalten, bediente ich mich des Zusatzes von 0,9 prozentiger Kochsalzlösung. Auch habe ich die Injektionen nicht mehr intravenös, sondern subkutan ausgeführt in der Hoffnung, dadurch die Resorption der injizierten Blausäure auf eine längere Zeit hin ausdehnen zu können.

Die Sektionen der zugrunde gegangenen Tiere habe ich in keinem Falle selbst ausgeführt. Der erste Assistent des hiesigen pathologisch-anatomischen Institutes, Herr Dr. Schlaefke, hat die große Freundlichkeit gehabt, die Sektionen für mich zu machen. Ich hatte dadurch die Gewißheit, daß die Sektionsergebnisse vom Standpunkte des Fachmannes aus angesehen wurden und ich nicht die Wahrheit des alten Satzes; Quae volumus ea credimus libenter, wenn auch unwillkürlich, vielleicht wieder hätte bestätigen müssen.

Die Versuche begannen am 14. Januar dieses Jahres. Zehn Kaninchen, 2—3 Kilo schwer, erhielten zunächst je 0,01 Milligramm Blausäure auf das Kilo Körpergewicht subkutan injiziert. Jeden dritten Tag wurde das Körpergewicht von neuem festgestellt. Im Verlaufe des Versuches ist nur in einem Falle (Abszeßbildung) eine nennenswerte Änderung im Körpergewicht aufgetreten. Nach Ablauf einiger Tage wurde die eben erwähnte Dosis langsam gesteigert. Irgend welche krankhaften Erscheinungen ließen sich bei den Tieren nicht wahrnehmen.

Am 18. Februar war die Dosierung allmählich auf 0,4 Milligramm Blausäure für das Kilo Körpergewicht gestiegen. An diesem Tage bemerkte ich zuerst bei 3 Tieren Rasselgeräusche bei der Atmung. Der Vorsicht halber wurden die Injektionen bis zum 21. Februar ausgesetzt.

In der Nacht vom 20. zum 21. Februar hatten 2 Tiere geworfen, gut ausgetragene und gesunde Junge.

Am 21. Februar erhielten die Tiere 0,5 Milligramm Blausäure auf das Kilo Körpergewicht.

Als ich am 27. Februar die Dosis auf 1 Milligramm gesteigert hatte, bekamen die Tiere bald nach der Injektion Krämpfe. Sie boten dasselbe Bild, wie man es zu sehen bekommt, wenn man Kaninchen von vorneherein mit einer größeren Dosis Blausäure vergiftet hat. In meinem Falle dauerten die Krämpfe aber nicht lange an und noch vor Ablauf einer halben Stunde waren alle Tiere wieder wie vorher. Von den Krämpfen blieben auffallender Weise die drei Tiere verschont, bei denen ich am 18. Februar die Rasselgeräusche beobachtet hatte. Diese selbst waren auch nicht konstant geblieben, ich konnte sie nicht jeden Tag feststellen.

An diesem selben Tage sah ich zum ersten Male, daß die Tiere nach der Injektion feuchte Nasen bekamen.

In der folgenden Nacht starb das erste Kaninchen.

Der Sektionsbericht lautete folgendermaßen:

Gut genährtes, fettes Tier. Herz, Magen, Darm, Nieren und Blase zeigen nichts Abnormes.

Lunge: Hochgradiges Ödem, keinerlei broncho-pneumonischen Herde, kein Emphysem.

Larynx und Trachea: Mäßig starke, gleichmäßig verbreitete, entzündliche Hyperaemie, im unteren Teil der Trachea schaumige, weißliche Flüssigkeit. Epiglottis stark gerötet.

Nase: Die Nasenhöhlen wurden hier, wie überall später nach sagittaler Durchsägung des Schädels untersucht. Schwere, entzündliche Hyperaemie mit Schleimhautkatarrh. Der den Schleimhäuten aufliegende, weißliche, zähe Schleim enthält bei der mikroskopischen Untersuchung eine große Menge Eiterkörperchen.

Die überlebenden Tiere hatten inzwischen dieselbe Dosis von 1 Milligramm Blausäure auf das Kilo Körpergewicht weiter erhalten.

Am 3. März reagierten sie auf diese Dosis äußerlich gar nicht mehr, von Krämpfen war nichts zu sehen.

Am 5. März wurde die Dosierung auf 1,25 Milligramm erhöht. Etwa zehn Minuten nach der Injektion erschienen die Tiere wie betrunken, wackelten beim Sitzen hin und her, grätschten die Läufe, legten sich auf den Bauch und fielen schließlich auf die Seite. Die Respiration war während dessen beschleunigt. Die Nasen wurden naß, einige von den Tieren niesten wiederholt. Allmählich erholten sie sich wieder, saßen erst eine Weile still da und hüpften dann in gewohnter Weise im Zimmer umher.

In der folgenden Nacht starben zwei Tiere.

Sektion a): Von einer Inspektion der Baucheingeweide wurde von jetzt ab Abstand genommen, da diese äußerlich nichts Auffallendes boten und unser Interesse sich lediglich auf das Verhalten der oberen Respirationswege konzentrierte.

Lunge: Ziemlich blutreich, wenig lufthaltig. Herz: Gut kontrahiert.

Larynx und Trachea: Sehr starke, entzündliche Hyperämie der Schleimhaut des Kehlkopfes, der Trachea und der Bronchien.

Nase: Die Schleimhaut der Nasenmuscheln stark geschwollen und intensiv gerötet, besonders an der hinteren Partie. Überall zeigt die Nasenschleimhaut schwere, entzündliche Hyperämie und mäßige Auflagerung von zähem Schleim.

Sektion b): Das Tier zeigte an einer Stelle unter der Rückenhaut einen ausgedehnten Abszeß und war, im Gegensatz zu allen übrigen, gewaltig abgemagert.

Lunge: Hellrot, lufthaltig. Herz: Gut kontrahiert.

Larynx und Trachea: Mittelstarke, entzündliche Hyperämie, besonders deutlich an den Schleimhautpartien zwischen den Trachealringen.

Nase: Die Schleimhaut stellenweise ganz geringfügig gerötet.

Am 6. und 7. März erhielten die überlebenden Tiere keine Injektion. Erst am 8. März wurde dieselbe Dosis wie am 5. März wieder injiziert. Nach einiger Zeit, während der die Tiere ruhig dagesessen hatten, bekamen plötzlich zwei derselben Krämpfe, rollten auf dem Fußboden des Zimmers umher, erholten sich scheinbar wieder, gingen dann aber unter einem erneuten Krampfanfall zugrunde.

Sektion a): Lunge: Völlig normal. Herz: Ebenso.

Larynx und Trachea: Im Kehlkopf und der oberen Hälfte der Luftröhre ziemlich starke, entzündliche Hyperämie ohne Schleimbelag. Die untere Partie der Trachea wie auch die Bronchien zeigen normale Schleimhaut.

Nase: Die Schleimhaut der Nasengänge selbst erscheint nur in geringem Grade entzündlich hyperämisch. Dagegen ist sie bedeckt von einer starken Auflagerung intensiv blutig gefärbten, zähen Schleims. Die mikroskopische Untersuchung des auflagernden Materiales ergab Unmengen von Eiterkörperchen und Blut.

Sektion b): Lunge: Normal. Herz: Ebenso.

Larynx und Trachea: Kehlkopf- und Trachealschleimhaut bis in die größeren Bronchien hinein entzündlich hyperämisch. Nirgends Schleimauflagerung.

Nase: Die Schleimhaut der Nasengänge und des Septums zeigen mäßige, entzündliche Hyperämie. Dagegen sind die Nasengänge direkt vollgepfropft mit dickem, zähem, rahmigem Sekret, das mikroskopisch fast ganz aus Eiterkörperchen besteht.

An den folgenden Tagen wurden die Injektionen ausgesetzt, da die Tiere nicht ordentlich fraßen. Erst vom 11. März ab erhielten sie wieder regelmäßig die Injektionen, zunächst aber nur je 1 Milligramm auf das Kilo Körpergewicht. Drei Tage nachher bemerkte ich bei mehreren Tieren wieder, daß die Nase außen feucht war, zum Teil mit weißlichem, schmierigem Sekret bedeckt. Die Tiere niesten viel. Am 18. März wurde die Dosierung wieder auf 1,25 Milligramm gesteigert. Am 20. März war eins der Tiere verendet.

Sektion: Lunge: Normal. Herz: Ebenso.

Larynx und Trachea: Die Schleimhaut des Kehlkopfes, der Luftröhre und Bronchien erscheint ganz normal. Nur in der unteren Hälfte der Trachea, nach der Bifurkation hin, geringe entzündliche Hyperämie.

Nase: Während in der vorderen Nase die entzündliche Hyperämie nur mäßig entwickelt ist, zeigt sich auf den Muscheln ein starker Belag, der aus zum Teil blutig verfärbtem Eiter besteht.

Die Versuche wurden hier abgebrochen. Die noch vorhandenen Tiere verhielten sich im weiteren Verlaufe der Zeit wie normale.

Sehen wir uns den Verlauf und das Ergebnis dieser Versuche jetzt etwas genauer an, so ergibt sich zunächst die Tatsache, daß die Kaninchen sich an steigende Dosen von Blausäure innerhalb gewisser Grenzen gewöhnen können. Man wird sich erinnern, daß die Tiere, nachdem sie einige Tage hintereinander 1,0 Milligramm Blausäure auf das Kilo Körpergewicht erhalten hatten, äußerlich nicht mehr darauf reagierten und keine Krampfanfälle mehr bekamen. Und es ist sicher bemerkenswert, daß vier von den Tieren mit dem Leben davon kamen, trotzdem sie im Verhältnis genau dieselbe Menge Blausäure erhalten hatten, wie die übrigen.

Hinsichtlich der heute noch strittigen Frage von der Möglichkeit einer Gewöhnung von Mensch und Tier an die Blausäurewirkung stehe ich nach diesem auf dem Standpunkte, daß dieselbe existiert, falls eine gewisse Wirkungsbreite der Säure nicht überschritten wird. Diese selbst richtet sich nach der Toleranz des Individuums im einzelnen Falle.

Ich möchte hier noch einen weiteren Gedanken aussprechen, der mir bei der Überlegung des Versuchsergebnisses kam, das die Kaninchen geliefert hatten, und der späterhin, bei den noch zu schildernden Versuchen mit Cyanquecksilber, eine weitere Unterstützung fand: Weist der wechselnde Befund der Sektionen wie auch das verschiedene Verhalten der Tiere während der Zeit, in der sie mit Blausäure behandelt wurden, nicht geradezu darauf hin, daß auch bei den Tieren die Individualität eine bedeutsame Stellung einnimmt? Grundbedingung für das Zutagetreten der Individualität ist allerdings, soweit ich das bis jetzt übersehen kann, daß dem Individuum bei derartigen Untersuchungen Zeit und Gelegenheit gelassen wird, diese seine Eigenart in der Reaktionsweise gegen die Giftwirkung äußern zu können. Will man dem tierischen Organismus die Individualität mit ihren Konsequenzen nicht einfach absprechen, die man dem menschlichen ohne weiteres einräumt, dann erklärt sich das wechselnde Bild der Krankheitserscheinungen und der Sektionsergebnisse einfach. Es entspricht einem Naturgesetz!

Daß bei den mit Blausäure behandelten Tieren Störungen im Gebiete der oberen Respirationswege sich einstellten, zeigen die Versuchsprotokolle deutlich. Die Rasselgeräusche, die auftraten und wieder verschwanden, erklären sich wohl am einfachsten durch die Entwicklung starker Sekretion seitens der Schleimhautbekleidung der oberen Luftwege. Das aspirierte Sekret bedingte das anormale Lungengeräusch. Daß die Lungen selbst nicht daran beteiligt waren, ergibt sich aus unseren Befunden, die mit einer Ausnahme stets normale Verhältnisse in den Lungen ergaben. Das eine Tier, bei dem die Lunge stark ödematös gefunden wurde, gehörte zu denen, die während des Versuches geworfen hatten. Es findet sich in meinen Aufzeichnungen nicht unter denen, bei denen ich Rasselgeräusche wahrgenommen habe.

Regelmäßig, wenn auch in Intensität und Ausdehnung wechselnd, begegnen uns Veränderungen an der Schleimhaut des Kehlkopfes und der Trachea, die bis in die Bronchien hinein sich erstrecken können. Es handelt sich stets um entzündliche Hyperämie. Sie hat sich entwickelt während der Zeit, in der die Blausäure wirken konnte. Von irgendwelcher unmittelbaren Einwirkung der Säure, wie sie beim Einatmen oder Aufpinseln etwa unter bestimmten Umständen zustande kommen könnte, kann nicht die Rede sein. Der letzte Grund dieser Hyperämie ist uns heute noch unbekannt. Wir müssen uns vorderhand mit der Tatsache begnügen, die gewiß auffallend und interessant genug ist.

Im Anschlusse an Erscheinungen, die während des Lebens eingetreten, etwa als Nasenkatarrh angesprochen werden konnten, sehen wir dann bei der Sektion, in wie eigenartiger Weise die Blausäure auf die Nasenschleimhaut eingewirkt hat. Mit den Anzeichen leichter Hyperämie beginnend entwickelt sich das pathologische Bild der Entzündung der Nasenschleimhaut in immer ausgesprochenerer Gestalt. Ihren Höhepunkt erreicht sie in den Fällen, wo die Nasenschleimhaut mit dickem, blutigem Eiterbelag bedeckt ist. Welch tiefgreifende Veränderung muß sich im Leben der Schleimhaut unter dem Einflusse der Blausäure abgespielt haben, um das Zustandekommen einer derartigen, schweren pathologischen Alteration zu ermöglichen!

Einen hübschen Beitrag zu den Erscheinungen, die die Kaninchen nach der Injektion der Cyankaliumlösung boten, liefert eine Arbeit von W. Stritt[1]). Einem Kaninchen war intravenös eine Lösung von Cyanamid beigebracht worden. Nach 20 Minuten wurde reichlicher, schleimiger Ausfluß aus

---

[1]) Über die Giftwirkungen der als Düngemittel verwandten Cyanverbindungen und ihrer Zersetzungsprodukte. Dissertation Jena 1908.

der Nase beobachtet, dann Niesen. Das Tier starb etwa 48 Stunden nach der Injektion. Die sofort vorgenommene Sektion ergab tiefblaurote Injektion der Trachealgefäße. Bei einem anderen Tiere, das die Cyanamidlösung subkutan erhalten hatte, ergab die ebenfalls gleich nach dem Tode ausgeführte Sektion starke, dunkelblaurote Injektion der Trachealgefäße und wenig schleimiges Sekret an der Nasenöffnung. In beiden Fällen ist leider das Innere der Nase nicht nachgesehen worden.

Das Gesamtergebnis dessen, was uns bis jetzt über die Blausäurewirkung bei Mensch und Tier bekannt geworden ist, läßt sich kurz zusammenfassen:

In niedriger Dosierung wirkend erzeugt die Blausäure bei gesunden Menschen und Tieren charakteristische Störungen im Bereich der oberen Respirationswege. Sie äußeren sich beim Menschen in Stirnkopfschmerzen, Nasenkatarrh, Rachen- und Kehlkopfkatarrh und können auch die Trachea noch in Mitleidenschaft ziehen. Bei Tieren, wo sich die Reizwirkung weiter treiben läßt, führt diese schließlich zu dem Bilde starker entzündlicher Hyperämie der ergriffenen Schleimhäute mit reichlicher Eiterbildung.

Es folgt daraus, daß die Schleimhautbekleidung der oberen Respirationswege befähigt ist, auf den Reiz, der durch die per os oder subkutan eingeführte Blausäure hervorgerufen wird, genau so zu reagieren, wie dies gemäß ihrer anatomischen Struktur und physiologischen Bedeutung zu erwarten ist. Hinsichtlich einer auch nur einigermaßen befriedigend ausfallenden Erklärung des letzten Grundes, wie alle diese Veränderungen durch die niedrigen Dosen von Blausäure zustande kommen möchten, läßt uns aber, wie schon vorher bemerkt, unser heutiges Wissen von der Wirkung des Cyanwasserstoffes im Stich.

Die experimentell festgestellte Fähigkeit der Blausäure, nach ihrem Eintritt in den Organismus den Sauerstoffzutritt zu den Geweben in lebensgefährdender Weise zu unterbinden, erklärt die von uns bisher durchgesprochenen Phänomene nicht. Man könnte weiter denken an irgendwelche gefäßlähmenden Wirkungen mit daraus folgender Stauung des Blutes in den Geweben. Aber auch damit kommen wir nicht weiter. Denn wir müssen doch sofort die neue Frage daran anknüpfen: Warum gerade in den oberen Partien des Respirationstraktus? Warum werden die Gefäße der Bronchien in ihren weiteren Verzweigungen nicht von dieser Lähmung mit ergriffen? Ist überhaupt die ganze Lähmung, wenn wir ihr einen besonderen Wert beilegen wollen, eine primär bedingte, von den Gefäßnerven ausgehende, oder ist sie nur die gewöhnliche Folge eines irgendwo, in unserem Falle also an der Schleimhautbekleidung der oberen Luftwege gesetzten Reizes? Heutigem Sprachgebrauch folgend könnte man ja sagen: Die Blausäure ist, in kleinen Gaben innerlich wirkend, in hochgradiger Weise für die oberen Luftwege „organotrop". Damit wäre aber ebenso wie in vielen anderen Fällen, wo der „Tropismus" als erklärendes Moment herangezogen wird, nur ein Wort gegeben, keine Erklärung. Es geht doch nicht an, daß man mit solchen und entsprechenden anderen, mehr oder weniger glücklich gewählten Worten operiert, wo es sich um eine wirklich wissenschaftliche, dem Stande unserer heutigen Erkenntnis tatsächlich entsprechende Erklärung handeln soll. Oder liegt nicht doch am letzten Ende in allen diesen Worten nur das stumme Eingestehen dessen, daß wir nicht wissen, was sich eigentlich begibt und begeben hat? Mehr wie einen zusammenfassenden Ausdruck für ein in engeren oder weiteren Grenzen sich abspielendes Geschehen bieten solche Ausdrücke in keinem Falle. Dafür bergen sie die große Gefahr in sich, daß der eine oder der andere im glücklichen Besitze eines solchen Schlagwortes damit nun auch den Schlüssel für die ganze Erscheinungswelt in Händen zu haben glaubt und möglicher Weise sogar zu dem Irrglauben verführt wird, jetzt sei die ganze Sache klar und könne gar nicht anders sein. Unser positives Wissen ist heute leider noch weit davon entfernt, auf so manche Frage eine auch nur einigermaßen befriedigende Antwort geben zu können. Und wenn ich sage: Wir sehen die Blausäure auf die Schleimhaut der oberen Luftwege als Reiz wirken, so ist mit dem Worte „Reiz" auch nicht übermäßig viel erklärt. Es ist nur der Begriff einer Folgeerscheinung, anschließend an eine bestimmte Ursache, beide allerdings genau bekannt und erkennbar. Aber was zwischen der Folgeerscheinung, so wie wir sie zu sehen bekommen, und dem Reiz als Erstwirkung liegt, was dabei alles im Leben und Aufbau der Organe und ihrer Zellen sich vollzogen und abgespielt hat, wissen wir nicht, höchstens zu einem geringfügigen Teil.

Nachdem es, wie ich denke, gelungen ist, eine ebenso eigenartige wie bedeutsame Beziehung zwischen dem Wirken des Cyanwasserstoffs und dem Verhalten der Schleimhaut der oberen Luftwege festzustellen, würde es sich jetzt noch um die Frage handeln, ob bei der Wirkung des Cyanquecksilbers etwas Ähnliches der Fall ist. Die Lösung dieser Frage wird durch ein Moment nicht unwesentlich kompliziert. Es ist bekannt, daß auch das Quecksilber nach seiner Aufnahme durch den Organismus einen Teil seiner Wirkung gerade an der Rachenschleimhaut und ihrer Nachbarschaft zur Erscheinung zu bringen vermag. Dieser Punkt wird uns in der Folge noch mehr zu beschäftigen haben, wenn das Ergebnis der jetzt zu besprechenden Einzelheiten einer näheren Überlegung unterzogen werden wird.

Trotz vielen Suchens in der Literatur habe ich nur einen Fall von Vergiftung durch Cyanquecksilber beim Menschen auffinden können, bei dem auf die Beschaffenheit der oberen Luftwege bei der Sektion Rücksicht genommen worden war. J. Klob[1]) berichtet von einer 28jährigen Arbeiterin, die durch Vergiftung mit Cyanquecksilber innerhalb 36 Stunden zu Grunde gegangen war. Die Sektion ergab im Kehlkopf und Trachea gerötete, mißfarbige Schleimhaut.

Da mit dieser vereinzelten und dabei noch ziemlich allgemein gehaltenen Angabe nicht viel zu machen war, habe ich versucht, an Kaninchen die Wirkung des Cyanquecksilbers auf die oberen Luftwege in Erfahrung zu bringen.

Vier große, kräftige Kaninchen, über drei Kilogramm schwer, erhielten das Cyanquecksilber in subkutaner Einführung ihrem Körpergewicht entsprechend in gleich großen Gaben. Zuerst wurde eine 0,1 % wässerige Lösung von Hydrargyrum

[1]) Wiener med. Presse 1868. Bd. 27, S. 641. Ref. in Schmidt's Jahrbüchern.

cyanatum zu den Injektionen benutzt, gegen Ende des Versuches eine einprozentige. Die Sektion der verendeten Tiere hat auch in diesem Falle Herr Dr. Schlaefke auszuführen die Freundlichkeit gehabt.

Am 6. Mai 1913 begann ich mit den Injektionen. Jedes Tier bekam 0,05 Milligramm Cyanquecksilber subkutan auf 1 Kilogramm Körpergewicht. Die weitere Dosierung ist ebenfalls immer für das Kilogramm Körpergewicht zu verstehen. Langsam mit der Dosis steigend wurde am 27. Mai 0,1 Milligramm Cyanquecksilber injiziert. Am folgenden Tage zeigten zwei Tiere schleimigen Ausfluß aus der Nase. Er hielt einige Tage an und verschwand dann wieder. Am 3. Juli war die Dosierung auf 3 Milligramm pro Kilo heraufgegangen. Die Tiere hatten bis dahin nichts Besonderes gezeigt, auch nicht an Körpergewicht abgenommen. Am 4. Juli zeigte sich bei einem Tiere durchfälliger Stuhl. Ich setzte infolgedessen für einige Tage bei allen Tieren die Injektionen aus. Am 8. Juli wurde das an Durchfall erkrankte Tier tot aufgefunden.

Sektion: Lungen und Herz normal.

Larynx und Trachea: Die Schleimhaut des Kehlkopfes und der Luftröhre zeigt bis zur Bifurkation herab nur mäßig entzündliche Hyperämie. Im Kehlkopf zäher, milchiger Schleim.

Nase: Die Schleimhaut der Muscheln geschwollen, an der Wurzel der Muscheln gerötet. Am Septum nichts Besonderes.

Am 9. und 10. Juli erhielten die drei übrigen Tiere wieder dieselbe Dosis von jedesmal 3 Milligramm Quecksilbercyanid. Dann wurden die Injektionen wieder ausgesetzt, weil die Tiere einen deutlich kranken Eindruck machten und nicht ordentlich fraßen. Ich wollte den Versuch nicht übereilen, sondern dem Cyanquecksilber die Zeit lassen, seine Wirkung möglichst deutlich werden zu lassen. Am 14. Juli wurde wieder eins der Tiere tot aufgefunden.

Sektion: Lungen und Herz: An den Lungen geringes Randemphysem, sonst nirgends, auch am Herzen nicht, ein von der Norm abweichender Befund.

Larynx und Trachea: Die hintere Rachenwand, die Epiglottis, Schleimhautbekleidung des Kehlkopfes und der Luftröhre zeigen gleichmäßige, starke entzündliche Hyperämie, in der Trachea bis in die gröberen Bronchien herein. Die Hyperämie ist in der unteren Hälfte der Trachea so stark, daß die ganze Schleimhaut gleichmäßig tief dunkelblaurot gefärbt erscheint. Trachea und Bronchien sind mit zähem, weißem, eiterigem Schleim dick überzogen, an der Bifurkation füllt das Sekret das ganze Lumen prall aus.

Nase: Die Schleimhaut des Septums ist leicht hyperämisch, die Schleimhaut der Muscheln intensiv gerötet und stark geschwollen. Die Schleimhaut des Septums und die der Muscheln ist gleichmäßig mit dickem, weißem, etwas schleimigem Eiter überzogen, der in so reichlicher Menge vorhanden ist, daß stellenweise die Luftwege in der Nase vollkommen verlegt sind.

Vom 15. Juli ab wurden die Injektionen nicht mehr täglich, sondern nur jeden dritten Tag vorgenommen. Am 15. August bekamen die beiden noch übrigen Tiere jedes 6 Milligramm Cyanquecksilber auf das Kilo Körpergewicht. Am 16. August wurde wieder ein Tier tot gefunden.

Sektion: Lungen und Herz normal.

Larynx und Trachea: Die Schleimhaut beider Organe zeigte nichts Besonderes.

Nase: Nirgends Rötung der Schleimhaut. Dagegen fanden wir bei diesem Tiere die beiden Stirnhöhlen prall mit Eiter gefüllt. Derselbe besaß dick rahmige Konsistenz. Die seidenpapierdünne Wand der Stirnhöhlen war stark vorgetrieben, fest gegen die hinteren Nasenmuscheln angepreßt und knisterte bei leisem Druck. Die hinteren Nasenmuscheln selbst erschienen an der Berührungsstelle stark gerötet und geschwollen.

Das letzte Tier hatte seitdem keine Injektion mehr bekommen. Es machte schon am 16. August einen schwer kranken Eindruck. Von einem beständigen Tremor geschüttelt, saß es ohne zu fressen mit krummem Rücken im Stall. Am 17. August morgens bemerkte ich, daß beide Augen durch eine eitrige Masse verklebt waren. In der folgenden Nacht ging das Tier zu Grunde.

Sektion: Lungen und Herz: Normal.

Larynx und Trachea: Die Kehlkopfschleimhaut ist nicht gerötet, dagegen die der Luftröhre entzündlich hyperämisch.

Nase: Beiderseits gleichmäßige entzündliche Hyperämie und Schwellung der vorderen Muscheln. Die Stirnhöhlen sind frei. — An den Augen beiderseits intensive eitrige Entzündung der Konjunktiva.

Wie bei den nur mit Blausäure und deren Kaliumverbindungen behandelten Tieren sehen wir auch hier die Veränderungen in den oberen Luftwegen mit aller Deutlichkeit entwickelt. Von leichter Hyperämie bis zu den schweren Veränderungen, die sich bei der Sektion des zweiten Tieres vorfanden, läßt sich die Wirkung des Cyanquecksilbers verfolgen. Interessant erscheint der dritte Fall, wo nur die Stirnhöhlenschleimhaut ergriffen war. Allerdings war hier der Prozeß doch schon so weit gediehen, daß der Durchbruch des Eiters jeden Augenblick erfolgen konnte. Nirgends aber, und das sei noch besonders betont, haben wir ein Ergriffensein des Gewebes der Lungen oder des Herzens gesehen. Bei allen Sektionen war das Herz gut kontrahiert.

III.

Das Gesamtergebnis dessen, was bisher über die Blausäurewirkung bei Mensch und Tier und das Verhalten subkutan eingeführten Cyanquecksilbers bei Tieren allein bekannt ist, stellt sich so, daß wir mit aller Sicherheit sagen können: Die oberen Luftwege und speziell deren Schleimhautauskleidung reagieren in einer nicht abzustreitenden Weise so auf Blausäure und Cyanquecksilber, daß als Folge dieser Reaktion alle Erscheinungen einer akuten Entzündung mit ihren Konsequenzen an der Schleimhaut sich entwickeln müssen. Ich sage ausdrücklich: müssen. Denn, wie ich schon einmal betont habe: Die Art und Weise der Reaktion eines Gewebes auf einen Reiz ist an und für sich von vornherein gegeben. Das Bild der Reaktion hängt in seiner Mannigfaltigkeit bei demselben Organ oder Gewebe lediglich davon ab, wie lange und mit welcher Intensität der Reiz einwirken konnte. Dazu kommt dann noch die Widerstandsfähigkeit des Gewebes oder Organs gegen den Reiz selber. Die aus diesem letzteren Moment sich ergebenden Verschiedenheiten entsprechen dem, was man mit den Worten: „individuelle Disposition“ bezeichnet. Von seiner Bedeutung erhalten wir ein anschauliches Bild, wenn wir die bisher geschilderten Versuche über die Wirkung der Blausäure an Mensch und Tier daraufhin durchmustern. Als maximale Konsequenz der Reaktion zwischen Schleimhaut und Blausäure sahen wir dann schwere, entzündliche Prozesse sich entwickeln mit reichlicher Eiterbildung. Mit anderen Worten: Im Verlaufe der Blausäurewirkung wird die Schleimhaut der oberen Luftwege in der Weise von ihrem normalen Verhalten abwegig, daß sie sich für die Entwicklung Eiterung erregender Mikroorganismen immer mehr geeignet erweist. Die Stoffwechselprodukte dieser Organismen, auf dem günstigen Nährboden in gehöriger Menge produziert und, infolge seiner pathologischen Veränderung auch wohl qualitativ anders geartet, werden resorbiert, durchdringen den Organismus und können nun, je nach ihrer Eigenart, Unheil anrichten. Grundbedingung ist und bleibt aber nach wie vor die für diesen Ausgang geeignete Beschaffenheit des ursprünglichen Nährbodens. Diese haben wir in unseren Versuchen erreicht durch zweckentsprechende Behandlung des gesamten Organismus mit Blausäure beziehentlich ihrer Quecksilberverbindung.

Die ganze Sache spielt sich ab mit der Genauigkeit einer chemischen Reaktion. Stellen wir uns vor, wir hätten auf eine Glasplatte an verschiedenen Stellen Tropfen von verschiedenen unorganischen Säuren aufgebracht. Zu jedem der getrennt voneinander liegenden Tropfen setzen wir nun eine Lösung von Chlorbaryum hinzu. Die typische Reaktion, die eintreten muß, wenn diese Verbindung mit Schwefelsäure zusammenkommt, zeigt sich aber nur da, wo der Schwefelsäuretropfen liegt. Wohl kann an irgend einer anderen Stelle, wo eine andere Säure sich befindet, eine Reaktion, die Bildung eines Niederschlages auftreten. Aber dem Kundigen wird sofort klar, daß es sich dabei nicht um die Entstehung von Baryumsulfat handelt. Und bleibt doch ein Zweifel bestehen, so genügt eine einfache weitere Prüfung, um die Differentialdiagnose festzustellen. Ebenso sehen wir bei unseren Versuchen, wie die Blausäure zwar den ganzen Organismus durchzieht, die typische und für uns bedeutungsvolle Reaktion aber nur an der Schleimhaut der oberen Luftwege auftreten läßt.

Etwas Neues ist das allerdings nicht. Ich habe es aber doch für zweckmäßig gehalten, auf diese Dinge hier noch einmal hinzuweisen und zwar aus folgendem Grunde: Man redet und spricht immer von „Arzneiwirkung“ und „Giftwirkung“. Dabei gerät man leicht in den Fehler, das eigenartige Verhalten der einzelnen Organe diesen Wirkungen gegenüber zwar anzuerkennen, aber nicht gehörig einzuschätzen. Wenn die Schleimhaut der oberen Luftwege nicht die Eigenschaft besäße, auf die Blausäurewirkung reagieren zu können, würden wir selbstverständlich auch an ihr nichts zu sehen bekommen. Es ist genau dasselbe, was wir unter dem Einwirken anderer Arzneistoffe und Gifte an anderen Organen beobachten, die in charakteristischer Weise gerade auf ein spezielles Arzneimittel oder Gift reagieren. Immer sind zwei Faktoren gleichmäßig zu berücksichtigen: Der Arzneistoff oder das Gift und das oder die auf diese reagierenden Organe. Ihre ursprüngliche Beschaffenheit, Widerstandsfähigkeit und nach deren Überwindung sich abspielende, pathologische Veränderung verlangen genau dieselbe Berücksichtigung, wie die Kenntnis der Art und Beschaffenheit der Arznei oder des Giftes. Man wird sagen: Das ist ja alles selbstverständlich! Ich möchte indessen diese Selbstverständlichkeit doch etwas anzweifeln. Oft genug prävaliert der Gedanke, daß eigentlich nur der angewandten Arznei der Erfolg beigemessen wird. Was sich unter ihrem Einfluß an und in den Organen vollzogen hat, wird nicht beachtet. Die irrige Anschauung von der Bedeutung des Arzneistoffes für sich allein hat schon genug Unheil in der Welt angerichtet. Ich will nur an die üblen Folgen erinnern, die zur Zeit der Antisepsis die ausgiebige Verwendung von bakteriziden Mitteln für Gesundheit und Leben der Patienten mit sich gebracht hat. Ebenso liegt die Sache bei den immer noch wieder auftauchenden Bemühungen, im menschlichen Organismus vegetierende Infektionserreger irgendwelcher Art durch solche Mittel zu vernichten, deren Wirkung den Infektionserregern gegenüber im Laboratorium experimentell festgestellt wurde. Daß zu den Infektionserregern im Ernstfalle ein lebender menschlicher Organismus als unentbehrlicher und eigentlich den Ausschlag gebender Nährboden zugehört, wird nicht mit der nötigen Sorgfalt berücksichtigt. Die natürliche Folge dieser Nichtberücksichtigung, dieses allein Vertrauens auf die Kraft des Heilmittels muß notwendigerweise eine mehr oder weniger tiefgehende Schädigung, im schlimmsten Falle die Vernichtung des Organismus mit sich führen, der den Infektionserreger in sich birgt. Ich denke, wir haben in unseren Tagen reichlich Gelegenheit gehabt, uns über diese Frage klar zu werden. Ein derartiges Vorgehen bringt uns in der Therapie nicht weiter, trotz aller gegenteiligen Behauptungen und Berichte von zweifellosen und momentan oft geradezu verblüffenden Augenblickserfolgen. Arzneitherapie ist eine ernste Sache. Sie verlangt von jedem, der sich ihrer bedienen will, daß er sich ihr mit aller denkbaren Überlegung widmet und ständig daran arbeitet, seine Kenntnisse von den zwischen Arzneistoff und menschlichen Organen bestehenden Beziehungen zu erweitern und zu vertiefen.

Wie ist es nun denkbar, daß man mit einem Präparate, das gerade aus den beiden so überaus energisch wirkenden Körpern, Quecksilber und Blausäure zusammengesetzt ist, mit Aussicht auf Erfolg gegen die Rachendiphtherie vorgehen kann? Für diejenigen, denen meine von jeher vertretenen Anschauungen von der Bedeutung der Organtherapie, der arzneilichen Behandlung des Nährbodens, annehmbar erscheinen, ist die Erklärung nicht schwer. Aus den weitgehenden Schädigungen. die wir mit Quecksilber und Cyan gerade an den Partien des Rachens und seiner Nachbarschaft auslösen können, die auch bei der Diphtherie in erster Linie in Frage kommen, sehen wir unmittelbar, wie intensiv die Reaktion der genannten Örtlichkeiten oder besser der sie bedeckenden Schleimhaut sich gestalten kann, wenn eins oder beide der genannten Gifte auf sie einwirken. Wirken sie aber als Gifte, so müssen sie notwendigerweise in richtig abgeschwächter Dosierung nur noch anregend wirken können. Es ist in dar Tat nicht abzusehen, warum nicht als Resultante des mit Hilfe des Cyanquecksilbers der Lebenstätigkeit der Schleimhaut gegebenen Impulses eine Aufbesserung ihrer ganzen Ernährung, damit Steigerung ihrer Widerstandskraft gegen die ihr anhaftenden Schädlinge und vor allen Dingen zunehmendes Unbrauchbarwerden der Schleimhaut als Nährboden für die Infektionserreger herauskommen soll. In meinen „Vorlesungen über die unorganischen Arzneistoffe" habe ich bereits darauf hingewiesen, wie nahe der Vergleich liegt zwischen der Bierschen Anschauung von der Bedeutung der Hyperämie als Heilmittel und meinen Ansichten vom Effekt der durch schwache Arzneireize zu erzeugenden, verstärkten Blutzufuhr zu erkrankten Organen und Geweben[1]). Ob dem Cyanquecksilber noch die weitere Fähigkeit zugestanden werden darf, den Organismus in seiner Totalität so beeinflussen zu können, daß er zu einer stärkeren Erzeugung von Schutzkörpern veranlaßt wird, die ihrerseits geeignet sind, das schon resorbierte diphtherische Gift unschädlich zu machen, ob etwa auch unter seiner Wirkung eine stärkere Vermehrung der Leukozyten im Blute eintreten und damit ein weiteres, den ganzen Heilungsvorgang begünstigendes Moment geschaffen werden kann,

---

[1]) a. a. O., S. 9.

darüber läßt sich heute nur als über eine Vermutung sprechen. Sollte sie aber auch in keinem ihrer einzelnen Punkte sich realisieren, so würde doch Das immer als feststehend zu betrachten sein: Der Nährboden wird jedenfalls so verändert, daß normale Verhältnisse da wieder Platz greifen, wo durch unglückliche Umstände irgendwelcher Art den Infektionserregern die Möglichkeit einer kräftigen, mit ihren Folgen den ganzen Organismus auf das schwerste gefährdenden Vegetation geboten worden war.

Daß gerade die Verbindung von Quecksilber mit Cyan bei der Therapie der Rachendiphtherie sich besonders leistungsfähig erwiesen hat, leistungsfähiger jedenfalls wie wenn jeder der beiden Komponenten für sich allein agiert, ist interessant. Man kann in dieser Erscheinung einen Beitrag zu der heute so vielfach bearbeiteten Frage über die Kombination der Arzneimittel sehen.

Vergleicht man das Verhalten der Rachenschleimhaut unter dem Einflusse von Quecksilber mit den Erscheinungen, die das Cyan an demselben Gewebe auftreten läßt, so sind gewisse Verschiedenheiten nicht zu verkennen. Beide, Cyan und Quecksilber lassen eine deutliche Hyperämie auftreten. Die eigenartige Verfärbung der Rachenschleimhaut unter der Wirkung des Quecksilbers ist bekannt. Sie hat einen deutlich venösen Charakter. Bei meinen Versuchen mit Blausäure an Kaninchen erschien dagegen die hyperämische Schleimhaut stets lebhaft rot gefärbt. Nur bei ganz hochgradigen Wirkungserscheinungen war die Schleimhaut in der Trachea dunkelblaurot tingiert. Weiter kennen wir für die Wirkung des Quecksilbers als typisch die Reaktion der Speicheldrüsen. Etwas daran Erinnerndes ist aber bei den Versuchen mit Blausäure nie aufgefallen. Dahingegen begegnen wir immer wieder, und zwar bei Menschen und Tieren den eigentümlichen Reizerscheinungen von seiten der Nasenschleimhaut, die zumeist ein Bild geben, wie wir es als Schnupfen zu bezeichnen gewöhnt sind. Vereinzelt kann es auch zu Blutungen aus der Nasenschleimhaut kommen, wie sich aus Taubes Versuchsreihe (S. 50) und den Sektionsergebnissen bei den Kaninchen ergibt. Gewiß kommt Katarrh der Nasenschleimhaut auch hier und da einmal als ein Anzeichen von Quecksilberwirkung vor. Aber es fehlt ihm die Konstanz und Regelmäßigkeit, die für die Blausäurewirkung geradezu charakteristisch genannt werden muß.

Ob die Schmerzempfindungen im Kehlkopf und seiner Nachbarschaft, die bei den Blausäureversuchen beobachtet wurden, einer primären Wirkung auf die dort befindlichen sensibelen Nerven zugeschrieben werden dürfen, oder ob sie sekundärer Art sind, wage ich nicht zu entscheiden. Allerdings spricht manches im Auftreten der Schmerzen mehr für eine primäre Affektion. Weiterhin wissen wir, wie das Quecksilber befähigt ist, alle in der Schleimhaut der Mundhöhle befindlichen Drüsen zu schädigen derart, daß im Verlaufe dieser Schädigung entzündliche Prozesse mit Geschwürsbildung sich entwickeln. Die eigenartige Beschaffenheit des Grundes dieser Geschwüre ist so bekannt, daß sie einer weiteren Schilderung nicht bedarf. Jedenfalls sieht er nach allem anderen mehr aus, wie nach lebenskräftiger, frischer Granulationsbildung und Neigung, rasch zu verheilen. Bei den Versuchen mit Blausäure werden derartige Geschwürsbildungen in der Regel nicht beobachtet. Daß sie gelegentlich und unter besonders geeigneten Umständen auch einmal auftreten können, soll damit nicht in Abrede gestellt werden. Aber die Regel bilden sie jedenfalls nicht. Und nun noch eine Tatsache, die beachtenswert erscheint. Ich erinnere mich nicht, je etwas darüber gefunden zu haben, daß bei chronischer Quecksilberwirkung eine so auffallende Erscheinung beobachtet wurde wie die, die in der Taubeschen Versuchsreihe auf Seite 47 erwähnt ist: Das Epithel der Rachenschleimhaut stößt sich in Fetzen ab! Gewiß, es ist eine vereinzelte Beobachtung. Ich kann ebenso wenig mit aller Sicherheit sagen, daß dies Vorkommnis lediglich und allein der Blausäurewirkung zuzuschreiben ist, wie daß dies nicht der Fall sei. Auch weiß ich nicht, ob dieselbe Erscheinung nicht auch sonst bei anderen Individuen unter dem Einfluß der Blausäure aufgetreten und vielleicht nur übersehen worden ist. Will man es zugeben, daß diese Nekrotisierung des Epithels eine für die Blausäurewirkung charakteristische Erscheinung gewesen ist, so würde damit eine gute Erklärung gegeben sein für die Reaktionsfähigkeit auch des Epithelüberzuges der Rachenschleimhaut. Ich gehe wohl nicht zu weit, wenn ich annehme, daß zum Zustandekommen einer diphtherischen Infektion, ich meine zur Möglichkeit für die Mikroorganismen, sich so entwickeln zu können, daß die Infektion daraus hervorgehen muß, auch die normale Ernährung des Epithels nicht zu unterschätzen ist. Ist es erkrankt, so würde man nach dem, was wir vom Verhalten des Epithels unter der Blausäurewirkung geschehen sahen, sagen dürfen, daß wir im Cyanquecksilber ein Mittel besitzen, dem neben seinen sonstigen Wirkungen auf die Rachenschleimhaut auch noch eine ganz spezifische Energie dem Epithel gegenüber innewohnt. Damit würde dann die organtherapeutische Bedeutung des Cyanquecksilbers noch ausgedehnter und präziser sich gestalten. Aber — und ich wiederhole es ausdrücklich, ich habe bis jetzt nur die eine Beobachtung als Stütze für diese eben auseinandergesetzte Anschauung. Ich darf sie demnach nicht als mit vollem Recht bewiesen ansehen für das Verhalten des Epithels unter dem Einflusse des Cyanquecksilbers. Aber den Gedanken an die Möglichkeit der Existenz einer Beziehung zwischen Epithel und Cyanquecksilber möchte ich doch nicht fallen lassen. Vielleicht liefert die Folgezeit einmal die wünschenswerte, auf breiterer Basis ruhende Bestätigung.

Wir haben jetzt unsere Aufmerksamkeit einer weiteren Frage zuzuwenden. Wie steht es mit der Dosirung, wenn wir das Cyanquecksilber als organtherapeutisch wirkendes Mittel bei der Diphtherie anwenden wollen?

Beim therapeutischen Gebrauche des Cyanquecksilbers hat man in erster Linie sich der Tatsache zu erinnern, daß diese Verbindung ein gefährliches Gift darstellt. Das heißt mit anderen Worten: Schon Dosen, die der allgemeinen Anschauung entsprechend als verhältnismäßig niedrige betrachtet werden können, sind imstande, tiefgreifende Wirkungen auszulösen. In diesen Dosierungen stellt also das Cyanquecksilber, um mit Arndt zu sprechen, schon einen starken bis stärksten Reiz dar. Da wir aber bei dem therapeutischen Gebrauch des Präparates nicht schädigen, sondern nur anregend auf ungenügende Lebensfunktionen einwirken wollen, so müssen wir selbstverständlich aus dem starken Reiz einen schwachen, nur noch anregenden machen. Wir haben das beim Cyanquecksilber ebenso in der Hand, wie bei jedem anderen therapeutischen Agens auch. Wir brauchen das Cyanquecksilber nur genügend zu verdünnen, so daß wir sicher sein können, mit unserer Dosirung immer innerhalb der Grenzen eines schwachen Reizes zu bleiben. Dem entsprechend sehen wir denn auch, daß diejenigen, die das Cyanquecksilber bei Diphtherie anwandten, durchweg mit bestimmten Verdünnungen des Präparates gearbeitet haben. Erichsen bediente sich einer 0,03 prozentigen Lösung, Holst einer 0,04 prozentigen. Die höchste Konzentration: 0,1 bis 0,4 % hat Annuschat. Rothe, der anfänglich mit 0,02 prozentiger Lösung arbeitete, ging später bis auf 0,008 % herab. Selldén, Lueddeckens und Neuschäfer benutzten 0,01 prozentige Lösungen, dieselbe oder auch eine noch zehnmal schwächere wenden die Ärzte an, die heute noch Cyanquecksilber bei Diphtherie geben. Ich habe bei diesen Zahlenangaben davon abgesehen, die verschiedenen Zusätze zu berücksichtigen, die von den einzelnen Autoren beliebt wurden, da sie für die eigentliche Wirkung des Cyanquecksilbers nicht in Betracht kommen. Nach allem scheint es am zweckmäßigsten, wenn man mit einer 0,01 prozentigen Lösung, stündlich einen Teelöffel voll, arbeitet. Daß diese Dosierung nach Art des Falles geändert werden kann, ist selbstverständlich. Rechnet man auf einen Teelöffel rund 5 Gramm Inhalt, so erhält demnach der Patient innerhalb einer Zeit von 20 Stunden im ganzen die halbe Dosis Cyanquecksilber, die als einmalige Maximaldosis pro dosi erlaubt ist.

Direkt zu warnen aber ist vor der Verwirklichung der Idee, daß „gründlich vorgegangen werden muß". Bei einiger Überlegung ergibt sich ganz von selbst, was kommen muß, wenn man die Dosirung zu hoch nimmt. Einen interessanten Beleg dazu liefert v. Villers in seinem Bericht.[1]) Seinem Vorgange entsprechend hatten einige Kollegen das Cyanquecksilber gegen Diphtherie gegeben und zwar in einer Verreibung mit Milchzucker im Verhältnis von 1 : 9. Sie gaben sämtlich an, bei dieser Medikation das Auftreten „diphtherischer" Geschwüre beobachtet zu haben. Ein Wunder ist das eigentlich nicht. Es wäre im Gegenteil viel erstaunlicher gewesen, wenn diese Überreaktion der Rachenschleimhaut auf das Cyanquecksilber nicht aufgetreten wäre. Ein Zuviel muß eben grade so schädlich wirken, wie auf der anderen Seite ein Zuwenig wirkungslos bleiben muß. Wir wollen eine ganz bestimmte

---

[1]) a. a. O. S. 367.

Reaktion in dem Nährboden der Infektionserreger schaffen. Dazu bedarf es einer richtig abgestuften Reizwirkung, die nach oben hin ebensogut versagen muß, wie nach unten hin. Geben wir zuviel, so ruinieren wir den Rest von Aktionsfähigkeit, den der Nährboden noch besitzen mag, völlig. Geben wir zu wenig, so ist das ebensogut oder schlecht, wie wenn wir gar nichts tun wollten. Und da nach den meisten Erfahrungen die 0,01 prozentige Lösung in der Mehrzahl der Fälle ihren guten Dienst getan hat, so mag sie zunächst als Standardwort angesehen werden.

Wie sich aus den Beobachtungen aller in dieser Schrift erwähnten Autoren ergibt, ist das Cyanquecksilber bei schon ausgebildeter Kehlkopfdiphtherie ohne Wirkung. Dagegen folgt aus Rothes Angaben, daß das Präparat in gewisser Hinsicht prophylaktisch zu wirken vermag, insofern, als er unter seiner rechtzeitigen Anwendung die gefürchtete Komplikation nicht mehr auftreten sah. Ebenso lauten die Berichte von v. Villers. Es folgt daraus, daß es dienlich ist, das Cyanquecksilber nicht zu spät zu geben, sondern frühzeitig damit anzufangen.

Es wird erinnerlich sein, daß ich darauf ausdrücklich hingewiesen habe, daß bei der Arzneitherapie die Arznei immer nur die eine Hälfte in der Rechnung ausmachen darf. Ist die Reaktionsfähigkeit des zu behandelnden Organes oder Gewebes schon so weit herunter gebracht, daß sie nicht mehr sich äußern kann, dann können wir auch mit arzneilichen Mitteln nichts mehr erreichen, und es hat da, wo die Verhältnisse dies erheischen, die Hand des Chirurgen einzugreifen.

Wir haben jetzt noch die Aufgabe zu erfüllen, den praktischen Wert der Cyanquecksilbertherapie mit der Serumtherapie in Vergleich zu stellen. Da ergibt sich von vornherein für das Cyanquecksilber der Vorteil, daß es auch bei Mischinfektionen und bei der skarlatinösen Diphtherie seinen Dienst nicht versagt. Während, wie schon im Eingange dieser Schrift erwähnt wurde und ja auch allseitig anerkannt wird, das Diphtherieheilserum seine typische Wirksamkeit nur einem bestimmten Gift gegenüber äußern kann, haben wir im Cyanquecksilber die Möglichkeit, auch da Heilung zu bringen, wo sich an der Infektion des Körpers und dem Zustandekommen des Krankheitsbildes noch weitere Schädlichkeiten beteiligen. Daß dabei die Nährbodentherapie in erster Reihe als ursächliches Moment angesehen werden muß, dafür habe ich den Beweis erbracht. Daß auch noch weitere Abwehrfähigkeiten des Organismus durch das Cyanquecksilber mobilisiert werden können, ist mindestens sehr wahrscheinlich. Ich erinnere an die beiden ersten Beobachtungen von Annuschat, wo es ihm gelang, eine Vaginaldiphtherie ebenfalls in kurzer Zeit mit Cyanquecksilber, innerlich gegeben, zur Heilung zu bringen, nachdem andere, sonst als geeignet angesehene Mittel und Wege der Behandlung versagt hatten.

Daß die Wirkung des Serums eine zeitlich begrenzte ist, steht fest. Man erklärt diese Tatsache damit, daß das diphtherische Gift bereits so fest mit den Zellen der Organe sich verankert hat, daß dem Antitoxin keine Wirkungsmöglichkeit mehr gewährt ist. Daß bei schon länger andauernden Fällen mit starkem Kräfteverfall der Patienten das Cyanquecksilber ebenfalls nichts mehr leisten kann, wird uns nicht wundern dürfen, wenn wir bedenken, daß, wo eine heilsame Reaktion geschaffen werden soll, die Möglichkeit seitens der Organe dafür noch vorhanden sein muß.

Endlich steht es außer der Möglichkeit der Diskussion, daß im gegebenen Falle die Medikation mit Cyanquecksilber auch rein technisch ihre Vorteile gegenüber der Anwendung des Heilserums besitzt. Eine Lösung von Cyanquecksilber in Wasser ist in jedem Augenblick in der Apotheke hergestellt. Sie kann, wie wir gesehen haben, per os wie auch subkutan gegeben werden. Sie bedarf keiner umständlichen Darstellung, hat, frisch für den einzelnen Fall hergerichtet, stets ihren gleichen Wert und erübrigt demgemäß jede weitere, kontrollierende Maßnahme. Ein Unwirksamwerden der Quecksilbercyanidlösung ist von vornherein ausgeschlossen, da absolut keine Veranlassung dazu vorliegt, sie in größeren Mengen auf Vorrat herzustellen. Bei den für die Anwendung des Quecksilberpräparates vorgesehenen Dosirungen ist kaum zu erwarten, daß einmal ein übeler Zufall sich ereignen sollte, um so weniger, da ja der kindliche Organismus überhaupt dem Quecksilber gegenüber eine besondere Widerstandsfähigkeit besitzt. Sollte gleichwohl in einem bestimmten Falle, wo einmal ein Organismus sich dem Cyanquecksilber gegenüber besonders empfänglich erweist, irgend ein Anzeichen dafür auftreten, so hat der Arzt es in der Hand, entweder das Mittel in größeren Intervallen zu geben oder dessen Konzentration noch weiter herabzusetzen. Vom Standpunkte der Organtherapie aus und unter Berücksichtigung der verschiedenen Effekte wechselnder Reizintensitäten gegenüber demselben erkrankten Organe ist das eigentlich selbstverständlich.

Jedenfalls aber hat jeder Arzt im Cyanquecksilber ein durchgeprüftes Mittel zur Hand für die Fälle, wo entweder die Anwendung des Heilserums von vornherein als aussichtslos angesehen werden muß, wie auch da, wo aus irgend welchen Gründen die Injektion des Heilserums verweigert wird!

Die Arzneitherapie hat sich im Verlaufe der letzten drei Dezennien eigenartig entwickelt. Der „Glaube“ an Arzneiwirkung ist mehr und mehr erloschen. Nur wenn irgend eine chemische Fabrik das Bedürfnis fühlt, die Menschheit mit etwas Neuem zu beglücken, zeigt sich mit einem Male wieder das nötige Vertrauen zur neuen Arznei. Allerdings in der Regel nur auf Zeit. Denn die Manager der modernen Arzneitherapie haben gar kein Interesse daran, ein Mittel künstlich zu halten, wenn ein neues gefunden worden ist, das, wie üblich, das eben erst angepriesene alte durchaus in den Schatten stellt, frei ist von allen Nebenwirkungen, angenehm schmeckt und was dergleichen Herrlichkeiten weiter sind. Natürlich auch nur so lange, bis wieder etwas Neues auf den Markt geworfen wird. Dabei kann man dann die weitere Erfahrung machen, daß alle Heilerfolge, die beim Gebrauche eines solchen Präparates erzielt worden sind, auch ohne weiteres auf sein Konto allein gut geschrieben werden. Berichtet dagegen einmal ein Arzt über einen Erfolg, den er mit einem zwar veralteten, dafür aber auch am Krankenbette wirklich erprobten Mittel erreicht hat, so versinkt dieser Bericht entweder ohne weiteres in den Orkus der Vergessenheit oder wird als Zufallsprodukt angesprochen. Es herrscht gerade auf dem Felde der Arzneitherapie bei uns ein Dogmatismus, der wirklich nichts mehr zu wünschen übrig läßt. Dabei heißt es aber immer, daß das Wohl des Kranken das höchste Gesetz für den Arzt sein müsse. Soll das mehr bedeuten als eine leere Redensart, dann ist es Pflicht, die in der Praxis stehenden Kollegen auf solche Arzneimittel aufmerksam zu machen, die das Examen am Krankenbett schon durchgemacht haben und deren Wirkungsart wir uns mit Hilfe unserer heutigen physiologischen und pathologischen Kenntnisse klar zu machen in der Lage sind. Für das Cyanquecksilber ist diese Voraussetzung erfüllt, nachdem es mir gelungen ist, den experimentellen Nachweis dafür zu erbringen, daß seine ärztlich festgestellte Wirksamkeit durchaus mit den Anforderungen sich deckt, die die Organtherapie als erklärendes Moment beanspruchen muß.

Zum Schluß noch eins: Wir wissen, daß jeder Arzneistoff im Organismus seine typischen Angriffs- und Wirkungsstellen hat. Ebenso wissen wir, daß bei den einzelnen Infektionskrankheiten die für sie verantwortlich gemachten Organismen gleichfalls typische Örtlichkeiten und Organe auswählen, an und in denen sie sich entwickeln und von wo aus sie, ihrer Eigenart entsprechend, weiter wirken können. Da wir aber in unseren Arzneistoffen charakteristisch wirkende Organheilmittel besitzen, mit deren Hilfe wir den jeweils bei einer Infektionskrankheit in Betracht kommenden Nährboden unmittelbar beeinflussen können, so folgt daraus, daß eine derartig geleitete Organtherapie, deren nächstes Ziel grade die Aufbesserung des Nährbodens ist, eine genaue und in der Praxis, zumal bei akut verlaufenden Fällen, nur mit Mühe und Zeitverlust festzustellende Bestimmung der Spezies der Infektionserreger nicht unmittelbar notwendig macht, jedenfalls nicht verlangt, daß die Therapie sich nach dem Infektionserreger richtet. Diese Überlegung trifft selbstverständlich nur da zu, wo es sich um organtherapeutische Behandlung infizierter Organe und Organismen handelt. Sie hat nichts zu tun mit dem Aufspüren und genauen Feststellen der Infektionserreger zu prophylaktischen und allgemein sanitären Zwecken.